この検査は
何のため？

検査値が異常と
言われてしまった…

そんな疑問や不安にこたえる

妊娠・出産のすべてが
この1冊でわかる

改訂5版 安心すこやか
妊娠・出産ガイド

監修 | 関沢明彦 昭和大学医学部産婦人科学講座教授

編集 | 大槻克文 昭和大学江東豊洲病院 副院長・産婦人科教授

市塚清健 昭和大学横浜市北部病院 産婦人科教授

松岡 隆 昭和大学病院 産婦人科准教授

『産婦人科診療ガイドライン：産科編2023』準拠

MC メディカ出版

はじめに

●●●●●●●●●●●●●●●

　妊娠おめでとうございます。これからあなたは妊婦健診のために産婦人科に通うことになります。そこでは、赤ちゃんが順調な発育をしているか、お母さんの健康状態に変化はないかなど、さまざまな検査が行われます。当然、妊婦健診のたびに、聞きたいことや知りたいことが出てくることでしょう。産科医も、できるだけ丁寧に説明したいと思っています。

　しかし、妊婦さんからは、「医師からの説明が難しすぎて理解できなかった」「外来ではわかったつもりだったが、家に帰り夫に説明しようとするとうまく説明できない」「外来が混んでいて、忙しそうなのでついつい聞きそびれた」というような話をよく耳にします。また、「家に帰ってインターネットで調べてみたら、いろいろなことが書かれていて、どの情報が正しいか、かえってわからなくなった」という声も聞きます。情報化時代の今日、妊娠に関する情報をどのように得たらよいかについて困っている妊婦さんは多いと思います。

　そこで、そのような妊婦さんの声に応えるため、昭和大学病院では、妊娠中から出産後までのいろいろな疑問点やトラブルについて解説するパンフレットとして『すこやか出産ガイド』（３分冊）を作成し、病院で分娩する妊婦さん全員に配布してきました。この冊子では、妊娠中に行われる検査がどのような目的で行われ、そこで異常を指摘された場合にどのような心配があるのか、妊娠中に起こる病気にはどのようなものがあるのか、などをわかりやすく解説していました。また、妊娠中の生活上の注意や産後の赤ちゃんのケアについても記載されていました。

　この『すこやか出産ガイド』は正確な情報をわかりやすく記載していると一部で評判となり、他の施設で分娩する妊婦さんからも是非譲ってほしいと要望が寄せられるようになりました。そこで、そのご要望に応えるために、2013年５月『すこやか妊娠・出産ガイド』として１冊の本に編集し直し、出版しました。同書をまとめるにあたり、『産婦人科診療ガイド

ライン：産科編2011』（日本産科婦人科学会・日本産婦人科医会 共同作成）に準拠し、最先端の情報をできる限り加えるように心がけ、より多くの妊婦さんの役に立つように『すこやか出産ガイド』をより読みやすくする配慮を行いました。その甲斐あって、妊婦さんが妊娠中に持つ多くの疑問に答えることができる内容に仕上がり、多くの妊婦さんに読んでいただきました。

その後、『産婦人科診療ガイドライン：産科編2014』の発刊の際に第2版、『産婦人科診療ガイドライン：産科編2017』の発刊に合わせて第3版、『産婦人科診療ガイドライン：産科編2020』の発刊に合わせて第4版、そして今回、『産婦人科診療ガイドライン：産科編2023』の改訂作業を機に、内容を一層充実させ、より最新の情報をわかりやすく盛り込んで改訂第5版にあたる本書を発刊することになりました。

本書を活用して、妊娠中の無用な心配を取り去って、リラックスして、楽しい妊娠生活をお送りください。この本を読んでわからないことは、遠慮なく健診を行っている産婦人科の先生に尋ねてみてください。妊娠中の検査は、よく理解して納得して受けていただき、ストレスをためないことが特に重要です。

本書が、健やかな赤ちゃんの出産と楽しい育児に役立つことを祈っております。

最後に、本書の作成にご尽力いただいたメディカ出版の里山圭子氏に心から感謝申し上げます。

2023年6月

関沢 明彦

CONTENTS

はじめに…3

序 妊娠を考えたときに考えること………11

① 女性の年齢と妊娠しやすさ…12
② 妊娠前に検査しておくことで妊娠中の心配が軽減されることがあります…13
③ 妊娠前から妊娠について考えることと備えて行うこと…24

第1部 妊娠中のすごし方………29

① **妊娠がわかったら**………30
　① 母子健康手帳をもらいましょう…30　② 出産場所を決めましょう…31
　③ 薬を飲んでいる方へ…31　④ 分娩予定日について…33

② **妊娠中の健康診査（妊婦健診）**………38
　① 妊婦健診を受けましょう…38
　② 検査内容を知っておきましょう…39

　　基本検査…39
　　　a 毎回実施する検査●39　b 血液検査●40　c 内診検査●45
　　　d 超音波検査●46　e 胎児心拍数検査●47
　　オプション検査（希望者のみに実施する検査）…47
　　　a 血液検査●47　b 出生前検査●48

　③ 出生前検査について…50
　④ 妊娠中のメンタルチェック…53

③ **日常生活で気をつけること**………54
　① 仕事…54　② 外出・旅行…55　③ たばこ・お酒…57
　④ 薬・サプリメント…58
　⑤ 予防接種とインフルエンザ・新型コロナウイルス…59
　⑥ おしゃれ…62　⑦ 妊娠中の清潔…62　⑧ 歯の衛生…62
　⑨ パートナーの方へ…66

④ **からだと体調の変化**………70
　① つわり…70　② 便秘…71　③ 痔…72　④ おりものの増加…72
　⑤ 腰痛・背部痛…72　⑥ 色素沈着…73　⑦ 妊娠線…73

8 皮膚のかゆみ・発疹…73　　9 こむらがえり…74

10 手足のしびれ・むくみ…74　　11 静脈瘤…75　　12 頻尿・尿もれ…75

5 食事と体重管理………77

1 体重管理をしましょう…77　　2 太りすぎ、やせすぎが心配な理由…79

3 便秘を予防しましょう…82　　4 貧血を予防しましょう…82

5 カルシウムをとりましょう…85　　6 高血圧を予防しましょう…86

7 葉酸をとりましょう…87

6 妊娠中の運動………89

1 からだを動かしましょう…89　　2 かんたん妊婦体操…90

3 血栓予防体操… 91

7 乳頭・乳房のお手入れ………93

1 母乳には長所がいっぱい…93　　2 乳頭・乳房の変化…94

3 出産前の乳頭・乳房のお手入れ（妊娠30週以降）…94

8 入院の準備………98

1 入院の準備をしましょう…98

2 お産が近いことを知らせるサイン…100

3 さあ、病院に電話しましょう…100

9 お産の進み方………102

1 お産の進み方を知っておきましょう…104

2 分娩後のスケジュール…104　　3 ドライテクニックについて…105

10 妊婦さんのための制度………106

1 出産育児一時金・出産手当金…106

2 働く妊婦さんのための制度…106

付録 母体の変化と胎児の発育…112

第2部 妊娠中の検査と病気………115

1 検査で異常が見つかった方へ………116

1 血糖値測定…116　　2 不規則抗体検査（間接クームス試験）…118

3 風疹抗体検査…120　　4 B型肝炎（HBs抗原）検査…124

5 C型肝炎（HCV抗体）検査…129　　6 梅毒スクリーニング検査…131

7 クラミジア検査…133

8 腟分泌物培養検査（B群溶血性レンサ球菌感染症）…134

9 成人T細胞性白血病ウイルス（HTLV-1）抗体検査…136

10 トキソプラズマ抗体検査…138

11 サイトメガロウイルス抗体検査…140

12 パルボウイルスB19抗体検査…142

2 **先天性疾患と出生前検査**………144

1 先天性疾患について…144　　2 出生前検査について…148

3 超音波検査…150　　4 非確定的スクリーニング検査…153

5 確定的な検査…157　　6 放射線の影響…162

7 出生前検査で見つかることのある先天性疾患…167

8 遺伝カウンセリング…173

3 **ハイリスク妊娠と妊娠中の合併症**………174

1 高年妊娠…174　　2 双胎妊娠…176

3 Rh式血液型不適合妊娠…181　　4 妊娠初期の出血…182

5 前置胎盤・低置胎盤…184　　6 臍帯卵膜付着…188

7 子宮頸管長短縮・頸管無力症…190　　8 胎児発育不全（FGR）…191

9 妊娠高血圧症候群…194　　10 妊娠糖尿病…195　　11 臍帯頸部巻絡…199

12 肺血栓塞栓症…200　　13 羊水量の異常…201

4 **分娩時の"もしも"に備えて**………203

1 早産・切迫早産…203　　2 常位胎盤早期剝離…205

3 胎児機能不全…206　　4 前期破水—早すぎる破水…207

5 骨盤位の分娩…209　　6 子宮収縮薬（陣痛促進薬）の使用…211

7 吸引分娩・鉗子分娩…213　　8 帝王切開分娩…216

9 帝王切開分娩の経験のある妊婦さんへ…220

10 会陰裂傷・頸管裂傷…221　　11 弛緩出血—分娩後の大量出血…223

12 分娩時の大量出血…224　　13 妊娠41週以降の分娩…225

第**3**部 **たのしい子育て**………227

1 **入院中の注意点**………228

1 感染防止：感染から身を守ろう…228

2 **入院生活編**………230

入院中のスケジュール…230

1 新生児マススクリーニング検査…231

2 拡大マススクリーニング検査
（新生児オプショナルスクリーニング検査）…231

③ 新生児聴覚スクリーニング検査…232

母乳を飲ませましょう…234

④ 母乳の長所…234　⑤ 母乳のできるしくみ…235

⑥ 乳頭・乳輪部マッサージ…237　⑦ 抱き方（ポジショニング）…237

⑧ 吸わせ方（ラッチオン）…238　⑨ 搾乳の方法…239

⑩ よくある乳頭・乳房のトラブル…240

⑪ 赤ちゃんがNICUに入院しているお母さんへ…241

⑫ 調乳（人工乳の使い方）…243

⑬ 人工乳の飲ませ方・げっぷのさせ方…245

沐浴とドライテクニック…247

① ドライテクニックの利点…247　② 初めての沐浴…248

③ 退院後の沐浴…249

❸ 子育て編………250

お母さんとそのご家族へ…250

① はじめまして赤ちゃん！…250

② 赤ちゃんの特徴…250

③ 育児のポイント…253

④ いつもと様子が違うとき…254

赤ちゃんはなぜ泣くの？…256

① 泣き声は赤ちゃんのサイン…256

② あやし方…257

③ お母さんも気晴らしを！…260

家庭での沐浴…261

① 沐浴の際のポイント…261

② 必要な沐浴用品…263

③ 準備…264

④ 入れ方：ベビーバスを使う場合…264

⑤ ベビーバスを使用せずに浴室で身体を洗う場合…268

⑥ おへその手入れ…271

⑦ 沐浴を中止しておきたいとき…272

⑧ 肌のお手入れ…272

❹ お母さん編………274

産後の生活…274

① からだの変化…274

② こころの変化：マタニティーブルーズ…275

③ 日常生活について…275

④ からだとこころの調子が悪いとき…276

⑤ お母さんの産後健診について…277

産褥体操…279

① 産褥体操の目的…279

② おすすめの体操…279

③ 骨盤底筋群体操…282

授乳期の栄養と食事…284

① 授乳期の栄養…284

② 食事のポイント…284

③ 母乳の分泌を良くする食事…285

④ 貧血に注意！…286

家族計画…287

① 産後の避妊の必要性…287

② 家族計画を立てるときに考えること…287

③ 避妊の方法…288

5 母乳についてのQ&A………290

6 赤ちゃんについてのQ&A………293

7 諸手続き………295

① 赤ちゃんが生まれたあとの手続き…295

② 赤ちゃんの1か月健診…296

Column　子宮内の赤ちゃんの環境が、成人後の病気のリスクを左右する│15

甲状腺ホルモンとお腹の赤ちゃん│17

妊娠中の葉酸摂取は有用│26

てんかんの患者さんへ│32

無痛分娩│36

妊婦さんもシートベルトを！│55

妊娠中のあなたが喫煙すると…│56

赤ちゃんにお酒はダメ│57

妊娠中のビタミンDについて│58

妊娠中の新型コロナウイルス感染症（COVID-19）│61

妊娠中の運動について│64

Column 歯科検診に行きましょう | 65

サードハンド・スモーク（三次喫煙） | 67

こころの変化 | 71

妊娠中の体重増加 | 80

産科医療補償制度 | 108

抗HBsヒト免疫グロブリンとは | 127

HBVの胎内感染予防 | 128

出生前検査にはさまざまな意見をもつ人がいます | 149

胎児後頸部皮下浮腫／NT肥厚について | 154

胎児マイクロアレイ検査 | 161

福島第一原発事故の影響について | 166

葉酸と神経管閉鎖不全症との関係 | 168

世界で初めて超音波による胎児治療に成功！ | 180

カフェインは赤ちゃんに悪影響を与えるか？ | 192

早産の時期に、急にお腹の張りや下腹部痛、出血が現れた場合には病院受診を！ | 203

子宮収縮抑制薬の使用 | 204

ビニール手袋着用にご理解を | 229

新生児聴覚スクリーニング検査の公費助成 | 233

液体ミルク | 244

母子の愛着形成の重要性について | 258

産後2週間健診について | 277

産後うつ | 278

✓Check! こんな症状があったら連絡を！ | 76

両親学級動画をご活用ください | 111

入院中に避難が必要な災害が発生した場合のお願い | 229

赤ちゃんが十分に母乳を飲んでいるサイン | 254

こんなときは医師の診察を受けましょう | 255

赤ちゃんが泣く一般的な原因 | 256

沐浴の目的 | 261

診察を受けたほうがいい からだとこころの変調 | 276

献立を立てるときのポイント | 285

索引…297　　執筆者一覧…302　　監修者紹介…303

妊娠を考えたときに考えること

　妊娠は自然の生命現象のひとつです。多くのカップルの間では、女性は自然に妊娠し、出産するわけですが、なかにはその過程でさまざまな問題に直面するカップルがいます。そのようなカップルのなかには、妊娠前から備えることでその問題を回避できることも多くあります。そこで、妊娠を考えたときに、その後の女性自身の健康な妊娠生活とお腹の中の赤ちゃんのすこやかな成長のため、また、出産後の赤ちゃんが健康に成長していくために、妊娠前から知って対策することで、メリットになることがあります。

　ここでは、妊娠前に確認しておくことで、より安全に妊娠を迎えるための情報をご紹介します。また、このようなことを相談する外来としてプレコンセプションケア外来を設けている施設もあります。

1 女性の年齢と妊娠しやすさ

　近年、妊娠の高年齢化が先進国で進んでおり、わが国も例外ではなく、35歳以上の女性の分娩が全分娩の約30％を占めるようになっています。妊娠しやすさについての報告によると、避妊をしていない女性が1年以内に妊娠しない確率は20代女性で5％未満ですが、35歳には30％までに跳ね上がるといわれています。

　一方、女性の加齢とともに、持っている卵子の数が減少していくことも知られています。女性の卵子の数は胎児期の妊娠18〜22週頃が最大で、数十万から数百万の卵子があるといわれていますが、出生時には約200万個までに減少し、思春期開始時期には20万から30万個程度となり、その後、毎月1,000個程度ずつの卵子が失われていくと推測されています。加えて、染色体疾患をもつ卵子の増加や卵子のミトコンドリア機能の低下などにより、卵子の質も次第に低下していきます。このように加齢に伴って、妊娠しやすさが低下する理由は卵子の数と質の低下によると考えられています（図1）。

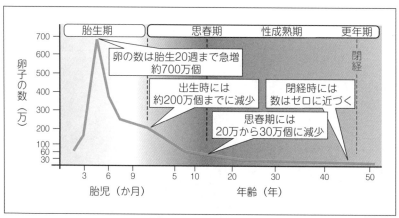

図1 卵子の数の変化

(Baker, TG. Radiosensitivity of mammalian oocytes with particular reference to the human female.
Am J Obstet Gynecol. 110(5), 1971, 746-61より)

近年、生殖補助医療の進歩に伴い、体外受精で妊娠する子どもの出生が増えています。2019年の統計では子どもの14.3人に1人が体外受精によって生まれたことが報告されています。この体外受精においても治療による妊娠率は、35歳ごろから低下する傾向が強くなり、治療あたりの妊娠率と生産率は38歳でそれぞれ20%、15%であるものが、42歳で10%、5%と低下し、体外受精を用いた積極的な治療によってもなかなか妊娠できないのが現実です（**図2**）。妊娠について考える際には、このような事実をよく知ったうえで、妊娠するタイミングをパートナーと考える必要があります。

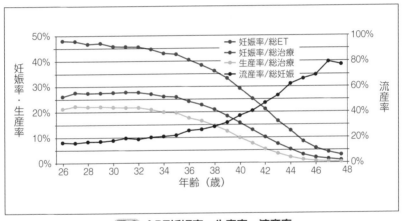

図2 ART妊娠率・生産率・流産率

（日本産科婦人科学会, 2020）

ART：assisted reproductive technology、生殖補助医療
ET：embryo transfer、胚移植

2 妊娠前に検査しておくことで妊娠中の心配が軽減されることがあります

糖尿病：HbA1c（ヘモグロビンA1c）

妊娠を考える年代の女性の約2％が糖尿病をもっているか、強く疑われる状態にあるといわれています。糖尿病があって血糖が高い状態で妊娠し

た場合には流産率や先天異常の頻度が高まり、逆に妊娠前に治療を行ってから妊娠することで流産や先天異常の頻度を低下させることができます（表）。

　糖尿病の検査のために、HbA1cを測定します。通常の血糖値は、直前の食事などの影響を受けやすいのですが、HbA1cでは、１〜２か月前の平均的な血糖値の状態を知ることができます。妊娠前にHbA1cを測定することで、糖尿病をはじめとする高血糖状態のスクリーニング（健康な人も含めて調べ、病気や病気になりそうな人を見つけること）ができます。HbA1c値の正常値は4.3〜5.8%です。

表　妊娠初期のHbA1c値と先天異常の発生率の関係

HbA1c（%）	先天異常の発生率（%）
6.3以下	0.9%
6.4〜7.3	5.4%
7.4〜8.3	17.4%
8.4以上	16.0%

（末原節代ほか．当センターにおける糖代謝異常妊婦の頻度と先天異常に関する検討．糖尿病と妊娠．10, 2010, 104-108より）

血　圧

　若い世代においても高血圧のある女性は一定数います。30代女性で６％、40代女性で13%に高血圧があると報告されています（日本高血圧学会の調査、2010）。このような背景もあって、近年の妊娠年齢の上昇に伴って高血圧合併妊娠の頻度も増えています。高血圧をもって妊娠した場合には、妊娠高血圧腎症、胎児発育不全、常位胎盤早期剥離、早産、死産、分娩時大量出血など、さまざまな妊娠中の合併症の発生頻度が上昇するといわれています。

　妊娠前から高血圧の有無を確認し、高血圧がある場合にはその原因を検査し、その原因にあった治療を行ったうえで妊娠することで、妊娠に伴うさまざまな合併症（病気や異常）の発生を予防することができます。

Column 子宮内の赤ちゃんの環境が、成人後の病気のリスクを左右する

「将来の健康や特定の病気へのかかりやすさは、胎児期や生後早期の環境の影響を強く受けて決定される」という考え方をDOHaD*仮説といいます。

「低出生体重児は成人期に糖尿病や高血圧、高脂血症など、いわゆるメタボリックシンドロームを発症するリスクが高い」という疫学研究をもとに、イギリスのBarker博士らによって提唱された「胎児プログラミング仮説」を発展させたものです。この胎児プログラミング仮説は、子宮内で低栄養に曝された胎児は低出生体重児となるばかりでなく、その環境に適合するために体質がエネルギーをためこみやすく変化し、出生後の新生児期以降に栄養環境が改善すると相対的な過栄養状況となる一方で、エネルギーをためこみやすい体質が維持されるために、高血圧や糖尿病などを発症するリスクが高くなる、という考え方で、この考え方を発展させたのがDOHaD仮説です。

このように発達過程にある胎児期や生後早期の環境が、その後の成長後の病気リスクを決定してしまうと考えられており、妊娠中からのよりよい食育や成育環境を通して将来の疾病リスクを低下させることができると考えられています。

*DOHaD : Developmental Origins of Health and Disease

BMI（body mass index）

BMIはやせ（痩せ）や肥満を評価するために用いられます。日本肥満学会の定義ではBMI 18.5未満をやせ、25以上を肥満、そしてその中間が標準と分類されます。

わが国の20代から40代の女性において肥満は13.5％、やせは14.1％いると報告されており、特に20代では、やせが22.3％いること、40代では肥満が18.8％いることが問題となっています（2015年、厚生労働省調査）。

肥満は月経異常や不妊の原因になることが知られており、肥満のある女性での月経異常の頻度は、一般集団の4倍ともいわれています。月経異常の原因のひとつである多嚢胞性卵巣症候群による排卵障害は体重の減量によって改善することもあります。肥満の女性が妊娠した場合、流産、早産、妊娠糖尿病、妊娠高血圧腎症、胎児発育不全、深部静脈血栓症、胎児機能不全、巨大児、過期産、微弱陣痛、分娩停止、弛緩出血などさまざまな合併症頻度が高いことが報告されています。

一方、やせについても過度のやせは卵巣機能の低下をきたし、難治性の排卵障害の原因になります。また、妊娠後には胎児発育不全、早産、低出生体重などの合併が高頻度になることが知られています。近年、わが国で低出生体重児の出生数（出生率）の増加が報告されており、その要因のひとつに女性のやせが指摘されています。さらに、低出生体重児は成長して大人になったときに高血圧や糖尿病といった生活習慣病を高率に発症するという疫学データも出てきています。妊娠前にやせがある場合には、妊娠前に食事指導などを受けて、バランスの取れた食生活のもと、適正体重に戻してから妊娠することが推奨されます。

一般的な血液検査・尿検査

月経のある女性は自覚症状がなくても貧血を伴うことが多く、貧血があることがさまざまな妊娠合併症の発生と関連するといわれています。また、出血を止める働きのある血小板数が病気によって少ない人もいます。

　一般的な肝機能検査や腎機能検査などを行うと、隠れた病気が見つかることもあり、その病気の治療を行ってから妊娠することで母体や胎児にとっての安全性が高まることが期待できます。

甲状腺機能検査

　甲状腺機能亢進症や甲状腺機能低下症という甲状腺疾患は、比較的若年の女性に起こることが多いという特徴があります。何ら症状がなくても甲状腺疾患であることがあります。甲状腺機能亢進症や甲状腺機能低下症ともに、血液中の甲状腺ホルモン値に明らかな異常のある女性は妊娠しづらいことや、妊娠しても流産しやすいことが知られています。

　またとくに、妊娠しづらい不妊傾向の女性に甲状腺機能異常のあることがあり、日常生活には差し支えない程度のごくわずかな潜在性甲状腺機能低下症の女性でも、妊娠しにくいことや流産率が高くなることが知られて

Column　甲状腺ホルモンとお腹の赤ちゃん

　母体の甲状腺ホルモン（T4）は妊娠期間中を通じて胎盤を通過して児に移行し、胎児の特に脳の発達に重要な役割を果たしています。妊娠中の児の甲状腺ホルモンはおおよそ妊娠12週から産生されるようになりますが、その前の甲状腺ホルモンは母体に依存しており、妊娠12週ころまでの妊娠初期の母体の甲状腺機能はとりわけ重要であるといえます。

　そのため、母体の妊娠初期の甲状腺ホルモンが低値の場合、胎児が一定期間にわたって甲状腺ホルモンが不十分な状態におかれ、胎児の脳発育に有害な影響が生ずる可能性が報告されています（Nature Reviews Endocrinology, 2009）。このことについての医学的な評価はまだ定まってはいませんが、胎児の脳の発育・発達への有害な影響を極力回避するためにも、妊娠前から甲状腺機能が最適な状態であることを確認しておきましょう。

います。このような軽症の甲状腺機能低下症に対しても、症状のある甲状腺機能低下症の女性と同様に甲状腺ホルモンを補充することによって妊娠率や流産率の改善が期待できます。また、甲状腺機能低下症は妊娠高血圧症候群、常位胎盤早期剥離、妊娠糖尿病、早産、子宮内胎児死亡などの妊娠合併症の発症率を増加させることも報告されており、妊娠前に検査して異常がある場合には治療して甲状腺機能を正常化したうえで妊娠することが推奨されます。

自己免疫疾患に関連する自己抗体

　異物を認識して排除するために免疫系が働きますが、その免疫機構が破綻して自分自身の正常な細胞や組織に対しても過剰に反応して攻撃を加えてしまうことで症状を起こす疾患を自己免疫疾患といいます。なかでも全身にわたり影響が及ぶ全身性自己免疫疾患として知られているのが全身性エリテマトーデス（SLE）です。抗リン脂質抗体症候群もその類縁疾患と考えられます。

　このように自身を攻撃する自己抗体を作る疾患は、妊娠にも悪い影響を及ぼすことが知られています。妊娠の早い時期の流産や死産、胎児発育不全、妊娠高血圧症候群の発症と強い関係があります。妊娠前にこれらの疾患がないことを確認して対策することは、妊娠合併症の発症予防にも有益です。

血液凝固系因子

　妊娠中は分娩時の出血に備えて、血液は凝固しやすく変化するといわれています。血液の凝固はさまざまな因子によってコントロールされていますが、プロテインS欠乏症、プロテインC欠乏症、アンチトロンビン欠乏症など先天的に欠乏する疾患があります。これらの疾患では血液が固まりやすくなることで胎盤内に血栓をつくって胎盤機能が低下して胎児発育が阻害されるなど、妊娠に悪影響をもたらすことがあります。このような疾患が判明している場合、妊娠前から血栓形成を抑制する薬剤を用いること

などにより、妊娠中のさまざまな合併症の発症予防に役立ちます。

感染症

　妊娠中の女性の感染症は母子感染によって胎児にさまざまな影響を及ぼすことが知られています。妊娠前にこれらの感染症にかかっているか、また、かかったことがあるか、を知ることは、治療して妊娠に備えること、赤ちゃんへの感染対策をとること、妊娠中のこれら感染症に対する不安を軽減することなどにつながります。知ることによっての対応は感染症の種類ごとに異なります。

◆風　疹

　妊娠前半期の母体が風疹に感染することで、母子感染が起こり、児に先天性風疹症候群を発症することがあります。先天性風疹症候群を発症した赤ちゃんには先天性心疾患、難聴、白内障などが現れることがあります。このうち、先天性心疾患と白内障は妊娠初期3か月以内の感染で発症するといわれていますが、難聴は妊娠中期の6か月までの感染でも発症し、高度難聴になることが多いといわれています。この他には、網膜症、肝脾腫、血小板減少、糖尿病、発育遅滞、精神発達遅滞、小眼球などさまざまな症状が出ることがあります。

　そこで、妊娠中に風疹にかかって母子感染が起こることの予防が重要で、妊娠前に風疹に対する免疫を持っていることを確認するため、風疹抗体を測定することが推奨されます。抗体を持っていない場合には風疹ワクチンの接種を受けて、抗体を産生させたのちに妊娠することで、風疹の母子感染のリスクを基本的になくすことができます。予防接種を受けた場合、2か月間は避妊が必要になります。

　妊娠生活の中で周囲の人が風疹にかかることはないとは言えません。また、近年、風疹の発生が社会問題にもなっています。妊娠してから周囲の人が風疹にかかってしまった場合にも風疹抗体があれば基本的に妊娠中に感染することはありません。そのような場合の対策として、妊娠を考えた時点で風疹抗体の測定を行うことは意義があります。

◆梅　毒

　梅毒は、梅毒トレポネーマ（*Treponema pallidum*）による細菌感染症のひとつで、オーラルセックスを含む性交渉で感染します。近年、感染者数が若年者を中心に増加しています。感染した梅毒は胎盤を通って赤ちゃんに感染し、先天梅毒を引き起こします。胎児への経胎盤感染のリスクは約60〜80％といわれていますが、その可能性は妊娠後半に高まります。無治療で妊娠し、妊娠中も無治療のままでいると、死産や新生児死亡が増加します。また、胎児の多くの臓器にも感染して、特徴的な皮膚症状、リンパ節腫脹、肝脾腫、発育不良、髄膜炎、脈絡膜炎、水頭症、痙攣、知的障害、骨軟骨炎、仮性麻痺など多彩な症状を示すことになります。

◆ヒト免疫不全ウイルス（HIV）

　このウイルスへの感染が後天性免疫不全症候群（エイズ）ではありません。このウイルス感染によって、体の免疫力が弱められ、通常では感染しても発症することのないような弱い病原体によっても感染症を起こしてしまう、免疫不全状態を後天性免疫不全症候群（エイズ）といいます。

　近年、抗ウイルス薬の進歩もあり、治療を確実に行っていれば普通の人と同様に長生きできるようになっています。同時に、妊娠・出産も適切な管理のもと行うことで、母子感染も99％回避できるように医学は進歩してきています。しかし、このように母子感染を予防できるのは感染していることを早期に知って適切な医学的な管理を行っている場合のことになります。

◆B型肝炎ウイルス（HBV）

　B型肝炎はHBVが血液や体液を介して感染して、肝臓の細胞の中に侵入し増殖することで起こる肝臓の病気です。感染した人はHBVを排除しようと免疫細胞がHBVの侵入した肝細胞を攻撃します。ウイルスだけではなく自分の肝細胞ごと攻撃してしまうので肝臓で炎症（急性肝炎）が起こってしまいます。

　免疫力が強ければこの攻撃でHBVは排除され一時的な感染で終わりま

す。一方、感染したときに免疫力が弱ければHBVを排除できずにHBVが肝臓の細胞にいつまでも居座り続けることになり、持続感染している状態を「HBVキャリア」といいます。このHBVキャリアであることで妊娠・出産に制約はありませんが、母子感染予防の観点から注意点はあり、妊娠前に検査で感染について知っておくことにメリットはあります。

◆C型肝炎ウイルス（HCV）

HCVが肝臓に感染し炎症を起こすことをC型肝炎といいます。HCVに感染している人をキャリアといいますが、HCVキャリアが妊娠した場合には母子感染の可能性が5～10%程度あり、その可能性は血液中のウイルスの量に影響されることが知られています。

HCVには抗ウイルス薬が開発され、内服治療でウイルスの排除を目指すことができます。そのため、HCVに感染していることが妊娠前にわかった場合にはその治療を先行して行うことができます。治療後であれば妊娠しても母子感染についての心配をしないでよいことになります。

◆クラミジア感染症

クラミジア感染症は、クラミジア・トラコマティス（*Chlamydia trachomatis*）という細菌により引き起こされる性感染症のひとつです。性感染症の原因の半数を占めるといわれており、性活動の盛んな10～20代に多く発症します。クラミジアは、感染しても無症状、もしくは目立った症状が現れないために気がつきにくい傾向にあります。男性の約50%、女性の約80%は無症状であるといわれており、それが感染症の蔓延の原因のひとつにもなっています。クラミジアによる卵管炎は不妊症の原因となることがあり、また、妊娠後の流早産の原因にもなるため、妊娠前に検査して感染がある場合には治療を行うことが推奨されます。

◆淋菌感染症

淋菌は、性交渉などを介して感染する病原微生物のひとつです。日本では報告例は減少したといわれていましたが、近年は20～30代（特に男性）を中心に年間1万件ほどの報告があり、また抗菌薬が効きにくい難治例も増えているといわれています。

淋菌感染症では男性に比較して女性においては自覚症状が出にくく、症状が出る人は20〜30%といわれています。症状としては、おりものの増加、膿性のおりもの、不正出血、排尿痛、下腹部痛などです。無症状であることと関連して、さらに奥深くの卵管や卵巣などの臓器にも感染が波及し、卵管炎、骨盤内感染症の原因になることもあります。また、不妊症の原因になることもあります。

◆トキソプラズマ感染症

トキソプラズマは原虫である*Toxoplasma gondii*による感染症であり、焼き方が不十分な肉や生肉を切ったまな板で調理したものを食べる、生ハムなどが感染源になります。妊娠する年代でトキソプラズマ感染歴のある女性（抗体のある女性）は10%未満と低下しています。このような感染歴のない女性が妊娠して初めてトキソプラズマに感染すると胎盤を経由して胎児感染を引き起こし、先天性トキソプラズマ症を発症することがあります。先天性トキソプラズマ症では、胎児発育不全、脈絡網膜炎、水頭症、頭蓋内石灰化、小頭症、肝脾腫などさまざまな合併症を起こします。胎児感染によって先天異常を引き起こす代表的な感染症のひとつであることから、妊娠後に抗体があることが判明した場合、いつ感染したのかわからないために、不安が増大する可能性があります。また、妊娠前に感染がないことがわかっていれば、その後も感染予防に配慮した対策が可能になります。

◆サイトメガロウイルス（CMV）感染症

サイトメガロウイルス（CMV）感染も胎児に先天異常を引き起こす代表的な感染症のひとつです。CMVに感染したことがある人では血液検査で抗体が検出されますが、その抗体保有率は一般的に発展途上国では高く、先進国では低い傾向にあり、わが国では徐々に低下しています。このCMVに対する免疫を持っていない人が妊娠期に初めて感染してしまうと、胎児にも感染を起こすことになります。また、抗体を持っていても再感染して胎児感染することもあることがわかっています。この先天性CMV感染ですが、厚生労働省の研究班の調査（2008〜2010年）で、300人の出

生児に1人の頻度で認め、1,000人に1人の新生児では症状がある（先天性CMV感染症）ことがわかりました。

先天性CMV感染症の児の20%程度は出生時に発育不全、肝脾腫、肝機能障害、出血斑、血小板減少、網膜脈絡膜炎、感音性難聴、脳内石灰化などの症状があります。残りは症状がない状態で出生（無症候性）してきますが、経過を追跡すると10〜15%に脳性麻痺、精神発達遅延、てんかん、難聴などが出現するといわれています。妊娠を考える場合に、このCMVにも感染した既往があるか否かを確認しておくことは、妊娠してからの不安の軽減や生活上の注意などを考えるうえで重要です。

子宮頸がん細胞診検査

子宮頸がんの罹患は、30代女性で乳がんについで多く、妊娠する頃の年齢の女性に多く起こっています（図3）。妊娠して初めて子宮頸がんが見つかった場合には、その進行度によっては妊娠をあきらめなければいけない場合もあります。また、早めに早産させて治療を開始することもあります。

お母さんや赤ちゃんが安心して分娩を迎えるために、妊娠前の段階で一

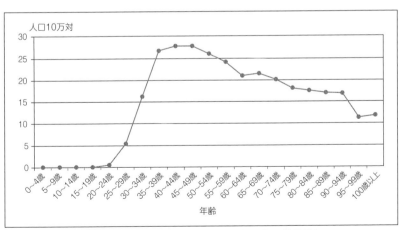

図3 子宮頸がんの年齢別罹患率（全国推計値）

（国立がん研究センターがん対策情報センター「がん登録・統計」、2019年）

度検査を受けておくことが勧められます。

経腟超音波検査

　婦人科では超音波検査が高頻度に利用されます。なかでも経腟超音波検査は腟内に超音波プローブを挿入し、高周波数の超音波を利用することで近距離の子宮や卵巣を高画質の超音波像として観察することができます。不妊症の原因にもなる子宮内膜ポリープ、子宮筋腫、子宮腺筋症、子宮内膜症の有無が観察できます。また、卵巣腫瘍の有無なども観察できます。

　妊婦の高年齢化に伴い、子宮筋腫などの合併妊娠の頻度は増加しており、筋腫があることでさまざまな周産期合併症が起こる可能性があります。また、卵巣腫瘍が妊娠中にはじめて発見されて手術になることもあります。これらの疾患を妊娠前に評価しておくことが、妊娠中の合併症や手術というリスクの回避につながります。

3　妊娠前から妊娠について考えることと備えて行うこと

妊娠する年齢について

　近年、妊娠する女性の平均年齢は確実に上昇しています。35歳以上で出産する女性（高年齢の妊娠）の割合はおおよそ30％となっています。生殖補助医療（不妊症治療）の進歩もありますが、年齢とともに不妊治療しても妊娠しづらくなることは事実です。また、年齢とともに生活習慣病である高血圧や糖尿病、高脂血症などをもつ女性が増えますが、このような基礎疾患をもって妊娠することで妊娠中の合併症が増えることが予想されます。また、生活習慣病の予備状態にある女性が妊娠することで、妊娠高血圧症候群や妊娠糖尿病を発症する可能性も高まってきます。さらに、女性の年齢とともに赤ちゃんが染色体疾患をもつ確率が上昇することも知られています（p.147参照）。このような事実をよく考慮して、パートナーと将来設計していくことが重要です。

葉酸サプリメントの服用

　葉酸はビタミンB群に属する栄養素のひとつで、アミノ酸や核酸の合成に必要な補酵素であり、細胞分裂の盛んな場所で多く使われています。特に、妊娠中は生理的な必要量が増加し、その欠乏と赤ちゃんの神経管閉鎖障害（無頭蓋症や二分脊椎などの病型があります）などの先天異常との関連が良く知られています。そのため、妊娠中には、葉酸を含むサプリメントを服用することが推奨されており、妊娠中の服用で赤ちゃんの神経管閉鎖障害の頻度が3分の2に減少するとされています。

　このような事実から、アメリカでは「パン・パスタ・マカロニ・米」といった穀類に葉酸を添加することが1998年に法律により義務付けられました。そしてその動きは世界中に広がり、現在は欧米のみではなく多くの国で葉酸を穀類に添加する政策がとられています。一方、わが国では諸外国に比べると和食は栄養バランスがよく、葉酸も摂取できていると考えられることもあり、葉酸の添加が進んでいない現状があります。しかし、わが国では神経管閉鎖障害の発症率が上昇傾向にあると指摘されており（図4）、葉酸の服用を広く妊娠を考える女性に周知することが必要といわれています。

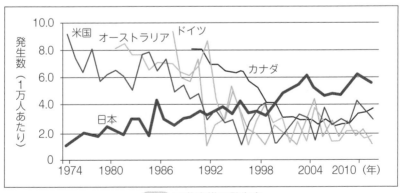

図4 二分脊椎の発生率

神経管閉鎖障害のひとつである二分脊椎の頻度は諸外国では減少傾向にあるが、わが国では増加している。

　葉酸は野菜などの食品に含まれますが、一般に吸収効率が低いことが知られています。そこで吸収されやすい合成の葉酸（モノグルタミン酸型）を補充するのが効果的です。厚生労働省では神経管閉鎖障害の発症リスクを抑えるために、妊娠前から1日0.4mg（上限量は1mg）の葉酸をサプリメントとして服用することを推奨しています。また、米国の疾病管理予防センター（CDC）では、神経管閉鎖障害の子どもを出産したことのある女性での再発防止に、1日4mgの葉酸摂取を推奨しています。

禁　煙

　女性が妊娠し、胎児が成長し、出生して、乳幼児期から小児期そして思春期、成人へと成長し、また子孫を再生産するすべての段階において、喫煙は、さまざまな悪影響を及ぼすことが知られています。妊娠に対する影響としては、妊娠しやすさ（妊孕性）の低下、前期破水、前置胎盤・胎盤異常、早産、胎児発育不全などさまざまなものがあります。喫煙が胎児に及ぼす影響のなかで最も明確なことは出生時の低体重です。喫煙量が多いほど新生児の体重が少なくなる傾向があり、出生体重が非喫煙者と比べると170〜250g小さくなります。

　女性が妊娠前か妊娠早期に禁煙すればこれらは予防できるといわれてい

ますが、実際には妊娠中に禁煙しようと考えても、喫煙依存のある女性の20%しか禁煙できなかったという研究もあり、妊娠前の禁煙が勧められています。

飲酒をやめる

妊娠中は少量であっても飲酒を避ける必要があります。それは、飲酒によって胎児性アルコール・スペクトラム障害（FASD）という赤ちゃんの障害が起こることがわかったためです。加えて、飲酒が胎児の形態異常や脳萎縮、発育不全、妊婦のうつ症状の悪化と関連すること、また、飲酒が量や時期に関係なく胎児に不可逆的な悪影響を及ぼすこともわかってきています。

胎児性アルコール・スペクトラム障害とは、アルコールの胎児への影響として中枢神経系の異常（学習障害、知的障害、過活動など）が起こること、発育障害として健常児よりも5〜10%ほど身体が小さく低体重であること、特徴的顔貌であることが特徴といわれています（p.57 Column 参照）。

妊娠を考える女性は、このような事実をしっかりと認識し、妊娠前から飲酒習慣を正しておく必要があります。

薬剤の使用

妊娠前から何らかの病気があって薬を服用しているとき、妊娠に向けて薬について確認する必要があります。その病気でかかっている医師に、妊娠希望であることを告げ、妊娠した場合にも継続できる薬で治療するように相談することが重要です。また、薬はなるべく種類を減らすことが重要といわれています。

しかし、妊娠を希望するからといって薬を減らせば良いわけでもありません。例えば、薬を減量したばかりにてんかん発作が起こってしまうようであれば、妊娠中も安心して生活することはできません。薬を必要な最小限の量に調節して、そこで症状が安定していることを確認してから妊娠す

るのが良いと思います。また、主治医に相談して最小限の量に調整した後、不安があれば産婦人科でも相談してみるのも良いと思います。

　妊娠に向けた薬の疑問に答える専門外来を設置する病院もありますので、そういった施設で相談を受けるのも良いかもしれません。

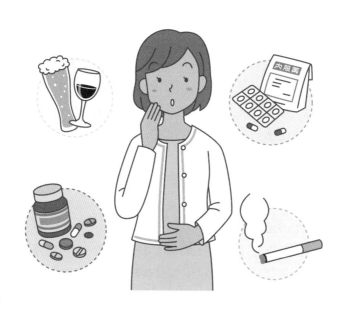

第1部
妊娠中のすごし方

妊娠おめでとうございます。

お父さん似か、お母さん似か？　どんな赤ちゃんが生まれてくるのか…。今から楽しみにしておられることと思います。

妊娠は病気ではありません。ですから、妊娠中だからといって神経質になる必要はありません。しかし、妊婦健診も受けずに不摂生な生活を送ると、自分自身と赤ちゃんの生命を危険にさらすことにもなりかねません。

妊娠中には、お母さんあるいはお腹の赤ちゃんが病気になることがあります。それらを予防するために、また、なにか異常が起きたときにすばやく発見し適切な処置をとるために、妊婦健診がとても重要です。妊婦健診の定期受診、これが安全なお産への第一歩です。

「第1部 妊娠中のすごし方」には、妊婦健診の受け方や健診で行われる検査などの解説、日常生活の注意など、妊婦さんに役立つ情報をたくさん載せています。

この本を手に、楽しくすこやかな妊娠生活を送ってください。そして数か月後には、安全に快適に、元気なお子さんを出産してください。私たちは、そのために全力で皆様をサポートいたします。

医師・助産師・看護師一同

1 妊娠がわかったら

妊娠おめでとうございます！
かわいい赤ちゃんの誕生に向けて
さっそく準備にとりかかりましょう！

1 母子健康手帳をもらいましょう

- 母子健康手帳は、妊娠・出産の経過からお子さんの小学校入学までの成長を記録する大切な手帳です。

- 妊婦健診費用が割り引きになる補助券（妊婦健康診査受診票）も付いています。超音波検査や子宮頸がん検査の補助券のある自治体もあります。

- 母子健康手帳は、住民票のある地域の役所（市区町村役所）、出張所、保健センターなどで交付されます。交付には病院の妊娠証明書は必要ありません。その際、出産予定日を聞かれることがあるので、医師に確認しておきましょう。

書いておきましょう	妊婦健診時に記入します
❶「子の保護者」欄	❶ 妊娠中の経過
❷「妊婦の健康状態等」「今までの妊娠」欄	❷ 血圧・体重・尿検査
❸「妊婦の職業と環境」欄	
❹「妊婦自身の記録」欄	
❺「気づいたこと」など	

★妊婦健診を受診するときは必ず持参しましょう。
★妊娠中は、いつも持ち歩くようにしましょう。

2 出産場所を決めましょう

● どこで分娩するかをご家族でよく話し合って決めてください（今通っている病院・クリニックで、他の病院で、助産院で、里帰りして、など）。

● 妊婦健診は、分娩する病院、またはその病院と連携しているクリニックで受けることをお勧めします。妊娠経過がわかっていることで、急な変化にも対応しやすいからです。

● 通常、初診時に分娩予約を取ります（分娩予約のない妊婦さんの健診は行わない施設も多くあります）。分娩予約については、それぞれの病院のホームページなどをご覧ください。

● 今、通っている病院・クリニックから他院での分娩に変更する場合は、早めに知らせるようにしましょう。

● どこで分娩するかを決めるときには、それぞれの妊婦さんがもつリスクを考えて選ぶ必要があります。持病がある、前の妊娠で重い合併症があった、前回が早産であったなどさまざまなことが今回の妊娠に影響します。妊婦さんによってはそのリスクに対応できる施設での分娩が必要になることがあります。

3 薬を飲んでいる方へ

● 妊娠中の薬剤の使用はできるだけ避けるべきですが、病気のときはしっかり治療してください。医師に妊娠中であることを伝えれば、妊娠中も安心して飲める薬が処方されますので、指示通りに服用してください。

● 妊娠した後も薬を継続して服用しなければならない病気は多くあります。そのような方は、妊娠する前にその病気の担当の先生に相談してから妊娠することをお勧めします。また、妊娠した後にその薬の影響が心配な場合には産婦人科で相談できます*。

● 薬によって赤ちゃんへの影響がとくに出やすい時期は妊娠4〜7週です。妊娠に気づかずにこの時期に薬を飲んでしまった場合は、念のため

　てんかんのような慢性の病気では、長期にわたって薬を服用する必要があります。てんかんの患者さんが妊娠・出産を考えるときには服用する薬を整理したうえで計画的に妊娠することが勧められます。

　てんかん発作はその重症度から3段階に分類されています。リスクの低い発作は、発作中にも意識を失わず、痙攣（けいれん）も伴わないもの、からだの一部がびくつく範囲のものをいいます。中等度の発作は、意識を失わずにからだの一部だけが痙攣する、また、全身が強くびくつく発作、一時的に意識を失う発作をいい、リスクの高い発作は、強くて長い全身の痙攣発作をいいます。妊娠中にリスクの高い発作が起こると子宮筋も収縮するので、赤ちゃんは低酸素になるなど強いストレスにさらされるばかりか、お母さんも呼吸が一時的に止まるので低酸素になって、それらが母児の安全に大きく影響することになります。また、時に突然の発作に伴う意識消失で事故や窒息を起こし、母体自身が死亡する事例も報告されています。妊娠を考える女性のてんかん治療は、中等度以上の発作を極力防ぐことを目指して行われますが、抗てんかん薬は赤ちゃんに奇形を起こす確率を上昇させることが知られており＊＊、妊娠を考える女性では、薬はなるべく単剤に、安全性の高い薬剤を使用する（バルプロ酸は極力避ける）、できるだけ少量にする、などの配慮が必要となります。

　てんかんなど慢性の疾患をお持ちの女性が妊娠した場合には自己判断でむやみに薬剤を中止することなく、担当医に相談し、必要な治療を継続することが重要になります。

＊＊抗てんかん薬には赤ちゃんに対する影響があり、妊娠14週までの時期に抗てんかん薬を服用している患者さんでは、児の形態異常発生率はおおよそ6％、服用していない患者さんでは3％、てんかんのない妊婦さんでは2％との報告があります。さらに、赤ちゃんに起こる異常の頻度で多いのが神経管閉鎖不全症という疾患で、一般集団での発生頻度は0.1％程度であるところ、バルプロ酸服用で1〜2％、カルバマゼピン（テグレトール®）服用で0.5％と高値を示すことが報告されています。葉酸の服用により神経管閉鎖不全症の発症予防効果が期待されるため、妊娠前からの葉酸の服用が推奨されています。もちろん、葉酸の服用はすべての一般の妊婦さんにも推奨されています。

主治医に相談してください。

● 妊娠中は頭痛薬（鎮痛剤）であるインドメタシン系薬剤の使用はできません。とくに妊娠後期に使用すると、赤ちゃんの動脈管という血管が閉鎖してしまい、赤ちゃんの突然死の原因になることが知られています。頭痛薬全般がこの類似薬剤ですので、安易に頭痛薬を服用せず、医師に相談してください。

*昭和大学病院産婦人科では「妊娠相談外来」でこのような相談に対応しています。その他の施設でも「妊娠前相談」など専門外来を設置して相談にのる施設が多くあります。また、専門外来がない施設でも一般の外来で相談は可能です。

4 分娩予定日について

　月経が28日周期の女性では月経開始日から14日目に排卵すると考えられていますが、そこで妊娠した場合にその14日目を妊娠2週と産婦人科では計算します。そして妊娠40週0日目が分娩予定日になります。

　しかし月経周期は人によってさまざまで、不順な方も大勢います。また、その周期だけ排卵が14日目ではなくて21日目に起こるようなこともあります。そこで、最終月経からの計算のみではなく、超音波検査で赤ちゃん（胎芽）が見えてきた時期や赤ちゃんの大きさから分娩予定日を修正することもあります。赤ちゃんの大きさが14〜41mmの時期がいちばん個人差なく、正確に修正できるといわれています。

　分娩予定日といっても、その日に赤ちゃんが生まれるというわけではありません。妊娠37週0日から妊娠41週6日までの1か月間に生まれれば正期産（早産でも過期産でもない）です。実際のところ、約80%の赤ちゃんが妊娠40週以前に生まれています。

育児支援動画

　日本産婦人科医会では妊娠中や出産・子育てに役立つ動画を作成しており、簡単に視聴できます。ぜひ、ご視聴ください。

1. 妊娠・出産のための動画シリーズ

（https://mcmc.jaog.or.jp/pregnants/sessions/42）

　これから妊娠・出産・育児を迎えるみなさんに、産婦人科医がお伝えしたいアドバイスを短い動画にまとめたものです。ご家族みなさんでご覧ください。

動画一覧（タイトル）

- プレコンセプションケア
- 妊娠とお金と仕事
- 妊娠中の生活①：妊娠したら
- 妊娠中の生活②：出産に向けて
- 妊娠と食事

- 吸引分娩と鉗子分娩
- 帝王切開とは？
- 妊娠中のメンタルケア
- パートナーと一緒に
- 赤ちゃんとの絆づくり

2. 赤ちゃんのふしぎな世界

（https://mcmc.jaog.or.jp/pregnants/player/1）

　赤ちゃんにはさまざまな能力が備わっています。愛情をもって子育てすることでその能力は大きく成長します。赤ちゃんを知ることでより良い子育てにつながると思います。

3. ハーバード大学こども発達センター（Center on the Developing Child at Harvard University）で作成した育児支援動画

（https://mcmc.jaog.or.jp/pregnants/sessions/3）

　子どもの脳の発達を科学的に研究し、それを子どもの健全な発育につなげるために、母親や養育者が知っておくと役立つ情報をわかりやすい動画としてまとめて全世界に向けて公開しています。日本産婦人科医会では日本語吹き替え版を作成して公開しています。

動画一覧（タイトル）

- 経験が脳の構造を作る　Experiences Build Brain Architecture
- ブレイン・ヒーロー　Brain Hero：出生後のさまざまな経験や環境が子ど

もの健全な心身の発達に影響する

- レジリエンスはどのように構築されるのでしょうか？　InBrief: How Resilience is Built
- レジリエンスとは何でしょうか？　InBrief: What is Resilience?
- 子どもに良い結果をもたらすために大人の能力を構築すること：変化の理論　Building Adult Capabilities to Improve Child Outcomes: A Theory of Change
- サーブとリターンの関係が脳の回路を作る　Serve & Return Interaction Shapes Brain Circuitry
- 有害ストレスは健康な発達を阻害する　Toxic Stress Derails Healthy Development
- 人生のコアとなるスキルを身につける　How Children and Adults Can Build Core Capabilities for Life
- FIND（見つける）：親を教育するための科学　FIND: Using Science to Coach Caregivers
- 子どもの発達の科学：幼少期の子どもたちの発達を科学する　InBrief: The Science of Early Childhood Development
- 生涯にわたる健康の基盤　InBrief: Foundations of Lifelong Health
- 幼児プログラムの効果　InBrief: Early Childhood Program Effectiveness
- 幼少期の逆境が子どもの発達に及ぼす影響　InBrief: The Impact of Early Adversity on Children's Development
- 実行機能：生活と学びのためのスキル　InBrief: Executive Function: Skills for Life and Learning
- ネグレクトの科学　InBrief: The Science of Neglect
- 幼少期の科学に基づく革新　The Case for Science-Based Innovation in Early Childhood
- ルーチンの準備：愛情ある子育てのスキルを構築する　Ready4Routines: Building the Skills for Mindful Parenting
- 幼児期のメンタルヘルス　InBrief: Early Childhood Mental Health
- 世代間移動プロジェクト：家族の成功のために大人の能力を育てること　Intergenerational Mobility Project: Building Adult Capabilities for Family Success
- レジリエンスの科学　InBrief: The Science of Resilience

（公益社団法人 日本産婦人科医会）

　無痛分娩は、痛みを和らげながら行う分娩です。痛みが少ないため、リラックスしてお産に臨むことができます。産後の回復も早いといわれています。

　産婦さんの希望に基づいて、無痛分娩を受けていただくことが原則ですが、希望しても血液が固まりにくい、背骨や神経に病気があるなどの理由で無痛分娩で行う硬膜外麻酔のできない産婦さんがいます。医学的な理由、たとえば妊娠高血圧症候群、産婦さんの心臓の病気・脳血管の病気で、無痛分娩が望ましい場合もあります。

痛みをとる方法

　分娩中の痛みを和らげる方法は、呼吸法やアロマ法などいくつかの方法がありますが、医療施設で「無痛分娩」と呼ぶのは、麻酔を応用し薬剤によって痛みを和らげる方法です。なかでも、背骨の神経の近くに薬剤を作用させる「硬膜外麻酔」という方法が使われることが一般的です。硬膜外麻酔では体の一部の感覚が鈍くなりますが、お母さんを眠くする作用はありません。お母さんや赤ちゃんへの悪い影響が少なく、痛みを和らげる効果が高いことも特徴です。硬膜外麻酔では、腰から細くて柔らかい管を入れます（図）。この管から薬剤を注入することでお産の痛みが和らいできます。

副作用や不具合

　副作用が心配という方もいらっしゃるでしょう。無痛分娩によって帝王切開率が上がることはありません。しかし、子宮収縮を促す薬剤を使う頻度や吸引・鉗子分娩になる頻度が上昇することが知られています。

　硬膜外麻酔中によく起こる副作用としては、「足の感覚が鈍い」「尿を出しにくい」「いきみたい感覚が弱い」などがあります。あまり見られませんが、産後に強い頭痛が起こることもあります。非常にまれに、後遺症が残る不具合もあります。

分娩施設で詳しい説明を聞いてください

　現在の日本では残念ながら、すべての産婦さんに無痛分娩を提供するシステムが整っていません。無痛分娩を行っていない施設もありますし、行う場合は計画分娩とする施設が少なくありません。経産婦さんや医学的な理由を持った産婦さんのみに限定して、無痛分娩を行う施設もあります。また、硬膜外麻酔を始めるタイミングや、鎮痛薬の使用量も、施設によって異なります。無痛分娩を検討している方はぜひ、ご自分の分娩施設で無痛分娩に関する詳しい説明を聞いてください。副作用や不具合への対策なども含め、きちんと納得したうえで無痛分娩を受けていただければと思います。

●**無痛分娩が可能な施設**

　無痛分娩を提供する施設の公式リストがあります。無痛分娩関係学会・団体協議会（JALA）が作成しているものです。すべての無痛分娩提供施設を網羅するものではありませんが、ご参考にしてください。

全国無痛分娩施設検索｜JALA（jalasite.org）

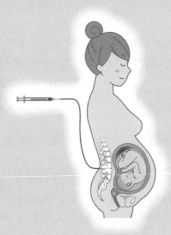

2 妊娠中の健康診査（妊婦健診）

安全なお産に向けて
妊娠中はいろいろな検査が実施されます。
検査方法や目的を知って受けましょう。

1 妊婦健診を受けましょう

妊婦健診の目的

●定期的に妊婦健診を受けることによって、お母さんの健康状態、赤ちゃんの発育状態がわかり、安心して妊娠期間をすごすことができます。

●お母さんや赤ちゃんの健康状態を知ることで、個々の妊婦さんにもっとも適した分娩のための準備が可能になります。

受付をする（★昭和大学病院では1階）

▼

採血・採尿室で採尿（★同　4階）

▼

体重・血圧を測って用紙に記入し
母子健康手帳・割引券と一緒に診察室に出す★★

▼

診　察

▼

診察時に次回の予約を取る

▼

会計をすませる（★同　1階）

図1 妊婦健診の流れ（昭和大学病院）
★★昭和大学病院産婦人科外来では、第4・5診察室に出してください。

- もしもお母さんや赤ちゃんに異常が見つかった場合も、早期に適切な対応をとることができます。

★仕事や家事育児で忙しい方も、妊婦健診は必ず受けてください。

2 検査内容を知っておきましょう

基本検査

a 毎回実施する検査

- 体重測定
- 適正に体重が増加しているかを健診のたびにチェックします。
- 急な体重の増減には注意が必要です。
- 血圧測定
- 正常血圧は最高血圧140mmHg未満、最低血圧90mmHg未満です。
- 妊娠中は血圧が上昇して、妊娠高血圧症候群（妊娠中毒症）を起こすことがあります。その徴候を血圧測定により、確認しています。
- 血圧が高めの方や前の妊娠で重症の妊娠高血圧症候群を発症した方には、家庭血圧の測定をすることがあります。
- 尿検査（尿蛋白・尿糖）
- 蛋白尿は妊娠高血圧症候群の主要な徴候になります。

表1 妊婦健診の標準的なスケジュール

妊娠週数	健診回数
第0週〜第11週	2〜3週間に1回
第12週〜第23週	2〜4週間に1回
第24週〜第35週	2週間に1回
第36週〜	1週間ごと

• 妊娠中は尿糖が出やすくなります。妊娠糖尿病はいろいろな妊娠合併症の原因になります。

b 血液検査

① 血液型検査（ABO血液型・Rh式血液型）

分娩では時に大量出血を起こすことがあり、輸血が必要になることがあります。また、お母さんの血液型がRh−の場合には特殊な妊娠管理が必要になります。このため、妊娠初期に正確な血液型を知る必要があります。

② 血算（貧血）検査

妊娠中は貧血傾向になります。赤ちゃんに鉄分が多く移行するため、赤血球を作る原料の鉄分が不足し、貧血が起きやすくなることと、妊娠経過に伴ってお母さんの血液量が増えることによって血液が薄まることが主な理由です。貧血がひどい場合には鉄剤で治療します。貧血の検査は妊娠初期を含め妊娠中に2〜3回実施します。

表2 検査の種類

基本検査	オプション検査
＊すべての妊婦さんが受ける検査	＊必要に応じて、あるいは希望する人のみが受ける検査
・体重測定 ⎱ ・血圧測定 ⎰毎回実施 ・尿検査 ⎰	・感染症の検査（血液検査） 　（基本検査で実施しないもの）
・血液検査	・出生前検査 ⎧クアトロ検査 ⎨コンバインド検査 ⎩母体血胎児染色体検査（NIPT） 　絨毛染色体検査 　羊水染色体検査など
・内診	
・超音波検査	
・頸管長測定の時期を確認	
・ノンストレステスト	

③ 不規則抗体検査

　お母さんの血液中に不規則抗体があるかどうかを判定する検査で、通常、妊娠初期と後期に2度、行います。一部の抗体は胎盤を通過して赤ちゃんに移行し、赤ちゃんの貧血を引き起こし、赤ちゃんの発育に影響を及ぼすことがあります。この検査で不規則抗体が陽性となった場合には、その種類や量を詳しく調べ、その量の変化を定期的に測定します。

④ 血糖値測定　⑪ 50g糖負荷試験

　もともと糖尿病があったり、妊娠中に糖尿病（妊娠糖尿病という）になると、赤ちゃんの発育に影響するだけでなく、妊娠高血圧症候群などのお母さんの妊娠合併症の原因にもなります。そこで、妊娠初期に血糖値測定・HbA1c（過去1か月の平均的な血糖値を表す）、妊娠中期後半に簡易の50g糖負荷試験（砂糖水を飲んで1時間後の血糖を測定する）を実施し、妊娠糖尿病の早期発見につなげます。簡易検査で異常値が出た場合には詳しい糖負荷試験を行います（施設によって異なります）。

⑤ B型肝炎（HBs抗原）検査

　B型肝炎ウイルス（HBV）感染の有無を調べます。お母さんがHBV陽性の場合は、分娩中および子育て中の母子感染を防ぐために、出生後の赤ちゃんに予防接種などの感染防止対策をとります。

⑥ C型肝炎（HCV抗体）検査

　C型肝炎ウイルス（HCV）感染の有無を調べます。この検査で陽性だった場合は二次検査をし、HCVの母子感染のリスクを評価します。

⑦ 梅毒スクリーニング検査

　梅毒感染の有無を調べます。梅毒に感染していると子宮内で母子感染が起こることがありますので、妊婦初期に発見して治療する必要があります。

⑧ HIV（エイズ）スクリーニング検査

エイズ（後天性免疫不全症候群）の原因となるHIV（ヒト免疫不全ウイルス）感染の有無を調べます。この検査は大人数の中から感染の可能性がまったくない人をふるい落とす検査です。結果が陰性であれば感染の可能性はありません。結果が陽性の場合も「HIVに感染している」という意味

表3 妊娠中の検査スケジュール（昭和大学病院でのスケジュール）

妊娠週数		血液検査	
妊娠初期 （0〜4か月）	妊娠初診時		
	妊娠 8〜10週	❶〜❿・⓬初期血液検査（表4） ❶〜❷	
	妊娠11〜15週		
	妊娠15〜18週		
妊娠中期 （5〜7か月）	妊娠16〜18週		
	妊娠18〜20週		
	妊娠22〜24週		
	妊娠26週頃	❷血算（貧血）検査 ⓫50g糖負荷試験	
妊娠後期 （8〜10か月）	妊娠28〜30週		
	妊娠32〜34週		
	妊娠36週	❷血算（貧血）検査 ❸不規則抗体検査	
	妊娠37週〜		

ではなく、「二次検査が必要」という意味であり、二次検査の結果、感染していないことがわかる場合がほとんどです。HIVに感染している場合も、適切な治療を続ければエイズの発症を防ぐことができますし、母子感染も大部分が回避できます。

内診検査	赤ちゃんの超音波検査	その他の検査・指導など
❶子宮腟部細胞診 　子宮付属器の精査	正常妊娠の確認	健診の説明
❷腟分泌物培養検査 ❸クラミジア検査	妊娠初期検査 予定日の確認	保健指導（助産師） 遺伝カウンセリング†
	❶妊娠初期胎児精密超音波検査 （11〜13週）	保健指導（助産師） ❷コンバインド検査† ❸NIPT† ❹絨毛染色体検査
		遺伝カウンセリング†
		❶クアトロ検査† ❺羊水染色体検査
	❷妊娠中期胎児精密超音波検査	
	❹子宮頸管長測定検査	産科医療補償制度の説明
	正常発育の確認（適宜）	
		助産師外来 助産師指導、入院の説明
	正常発育の確認（適宜） 胎位の確認	保健指導（助産師）
❷腟分泌物培養検査	❸分娩前胎児精密超音波検査	●ノンストレステスト
子宮口開大度		

†必要に応じて

表4 初期血液検査項目（昭和大学病院）

必須検査	①血液型検査　②血算（貧血）検査 ③不規則抗体検査　④血糖値測定・HbAlc検査　⑤B型肝炎検査 ⑥C型肝炎検査　⑦梅毒スクリーニング検査 ⑧HIV（エイズ）スクリーニング検査　⑨風疹抗体検査 ⑩成人T細胞性白血病ウイルス抗体検査　⑫トキソプラズマ抗体検査
希望検査	①サイトメガロウイルス抗体検査 ②パルボウイルスB19（リンゴ病）抗体検査

＊必須としていない施設もあります。

⑨ 風疹抗体検査

　風疹に対する免疫の有無を調べます。風疹は通常、小児期にかかる病気ですが、抗体を持っていない人が妊娠初期（16週まで）に初めて感染すると、赤ちゃんが先天性疾患を発症することがあります。検査の結果、抗体が異常値を示す場合は、最近の感染かどうかを確認するための精密検査を行います。検査で風疹抗体がない（弱い）と診断された方は、流行時に子どもが大勢集まる場所に行かないなど感染予防の注意が必要です。また、分娩後に次回の妊娠に備え予防接種を受けることをお勧めします。パートナーの抗体検査もお勧めします。

⑩ 成人T細胞性白血病ウイルス（HTLV-1）抗体検査

　成人T細胞性白血病ウイルス（HTLV-1）の感染の有無をスクリーニングする検査です。検査が陽性の場合には精密検査を行い、感染の有無を確認します。成人T細胞性白血病は、HTLV-1感染後40年以上の潜伏期を経て発症する病気です。主な感染経路は授乳による母子感染といわれています。妊娠中にHTLV-1抗体値を測定し、お母さんがこのウイルスを持っていることがわかれば、赤ちゃんへの感染防止のために対策することができます。

⑫ トキソプラズマ抗体検査

　トキソプラズマの感染の有無を調べます。トキソプラズマは寄生虫の一

種で、ネコの糞やニワトリ、ウシ、ブタの生肉から感染します。妊娠中に初感染した場合、赤ちゃんが先天性トキソプラズマ症を発症することがあります。抗トキソプラズマIgM抗体が陽性の場合には、最近感染した可能性がありますので、いつ感染したかを推定するため二次検査を行うことになります。抗トキソプラズマIgG抗体が陰性の方は、感染の既往がないことになり、妊娠中の感染を防ぐため、とくに注意が必要になります。感染機会になるといわれているペットの糞尿処理や生肉の調理をした後には手洗いを徹底してください。

c 内診検査

❶ 子宮腟部細胞診

　子宮頸がんの検査です。近年、若年の子宮頸がんの増加が問題になっており、妊娠の機会に検査を受けることが強く勧められています。また、一部の自治体では検査費用の補助が受けられます。

❷ 腟分泌物培養検査

　妊娠初期と36週頃（35～37週）に腟分泌物の培養検査を行い、子宮頸管や腟の細菌感染の有無を調べます。細菌に感染していると破水や早産を引き起こすことがあり、腟分泌物検査はそれらを予防するために重要です。妊娠後期の検査は、とくに赤ちゃんの重症感染症の原因になることのあるB群溶連菌（GBS）の感染を調べます。この菌が検出された場合には、分娩のため入院した際に抗菌薬の点滴を行い、産道での赤ちゃんへの感染を予防します。

❸ クラミジア検査

　クラミジア感染の有無を調べます。クラミジアに感染すると、菌は無症状のまま子宮口から子宮内、卵管、腹腔内へと広がり、不妊症や異所性妊娠（子宮外妊娠）の原因になります。妊娠中には流産や早産、赤ちゃんへ

の感染を引き起こすこともあります。この検査でクラミジアが確認されれば、赤ちゃんに影響のない抗菌薬で治療します。治療はパートナーも同時に行うのが原則です。パートナーは速やかに泌尿器科を受診し、治療を受けてください。

d 超音波検査

① 妊娠初期 胎児精密超音波検査

妊娠11〜13週に赤ちゃんのからだの構造、胎盤や臍帯（<ruby>さいたい</ruby>）の状態、子宮への血液の流れなどを調べるもので、「胎児ドック」といわれる検査に相当します。この検査は昭和大学病院で先進的な取り組みとして行われているもので、一般的に行われている検査ではありません。この検査と同時に、オプション検査として赤ちゃんの染色体疾患の確率を推定する検査を受けることができます。超音波検査ではまれにではありますが、赤ちゃんにさまざまな異常が見つかることがあります。そのときに備え、そのような結果を知りたくないなど希望のある方は、その旨を担当医に伝えましょう。

★オプション検査として、赤ちゃんの染色体疾患の確率を推定する検査があります（p.153〜157参照）。

② 妊娠中期 胎児精密超音波検査

妊娠18〜20週に赤ちゃんのからだの構造や発育状態、胎盤の状態などを、とくに時間をかけて詳しく調べます。この検査を受けたくない方、検査結果を知りたくないとお考えの方は、その旨を担当医に伝えてください。

③ 分娩前 胎児精密超音波検査

妊娠36週頃に分娩方法を最終決定するために実施します。赤ちゃんの健康度、羊水量・胎盤・臍帯に異常はないかを最終確認します。

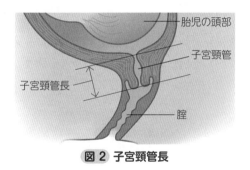

図2 子宮頸管長

胎児の頭部
子宮頸管
子宮頸管長
腟

④ 子宮頸管長測定検査

　超音波を用いて妊娠中期に測定し、早産の危険性を調べます。子宮頸管長（子宮の入り口の組織の長さ）は通常40mm程度ですが、子宮内の重みが子宮頸管にかかったり、子宮収縮によって子宮頸管を開くような力が加わったりすることで、頸管が短縮することがあり、短縮例には早産が多いことが知られています。

e 胎児心拍数検査

● ノンストレステスト

　赤ちゃんの心拍数は110〜160拍／分と成人に比較して多く、その心拍数の変動パターンを見て赤ちゃんの元気さを評価する検査がノンストレステストです。通常、妊娠10か月に入った頃に行いますが、早産傾向がある妊婦さんや妊娠高血圧症候群、赤ちゃんの発育不良のある場合などには、その時期以外にも必要に応じて行います。

オプション検査（希望者のみに実施する検査）

a 血液検査

① サイトメガロウイルス抗体検査

　サイトメガロウイルスに対する免疫の有無を調べます。成人の多くがこ

のウイルスに感染したことがあり、免疫（抗体）を持っていますが、近年、抗体の保有率は低下してきています。抗体を持たない妊婦が妊娠初期に感染すると胎児感染を起こし、まれに赤ちゃんに障害が出ることがあります。

② パルボウイルスB19（リンゴ病）抗体検査

　パルボウイルスに対する免疫の有無を調べます。パルボウイルスは幼児期から学童期に好発する伝染性紅斑（リンゴ病）の原因となるウイルスで、一度感染すると一生、免疫が持続するといわれています。妊娠中に初めて感染した場合、ウイルスは赤ちゃんにも感染し、貧血を起こすことで流産や胎児水腫、胎児死亡などを起こすことがあります。子どもと接する機会の多い方は、このウイルスに対する免疫を持っているかどうかを確認することは有益な情報となります。

b｜出生前検査

- 赤ちゃんの先天的な病気・異常を調べる検査です。
- 検査を受けるかどうかはパートナーとよく相談したうえで決めてください。
- 詳しい説明を聞きたい方、検査を希望される方は直接、担当医にご相談ください。また、昭和大学病院では遺伝カウンセリングを受けることもできます。
- 「第2部 妊娠中の検査と病気」（p.115～）には、これらの検査についての詳しい解説や遺伝カウンセリングの紹介が載っていますので、参考にしてください。

❶ クアトロ検査

　お腹の中の赤ちゃんがダウン症候群・神経管閉鎖不全症・18トリソミーである"確率"を調べる検査で、妊娠15～18週頃に行います。この

検査はダウン症候群などを心配される方が、羊水染色体検査を受けるかどうかを判断するための情報を得るために行うものです。この検査結果でダウン症候群であるかどうかを診断することはできません。

❷ コンバインド検査*

　赤ちゃんがダウン症候群、18トリソミーである確率を調べる検査で、妊娠11週から13週に行うことができます。この検査は、クアトロ検査と同様に、ダウン症候群などの染色体の疾患を心配される方が、羊水検査などの検査を受けるかどうかに悩む場合の情報を得るために行うものです。この検査は、クアトロ検査より早い時期に行うことができるメリットがあります。クアトロ検査と同等のダウン症候群の検出率を出すために、血液検査と超音波検査を組み合わせて判定します。

*この検査は、昭和大学病院、昭和大学横浜市北部病院など一部の医療機関で行われています。

❸ 母体血胎児染色体検査（新型出生前診断：NIPT）**

　母体血中の胎盤由来のDNAから赤ちゃんがダウン症候群、18トリソミー、13トリソミーの3種類の染色体疾患である可能性が高いかどうかを調べる検査です。この検査も、クアトロ検査やコンバインド検査と同様に、ダウン症候群などの染色体の疾患を心配される方が、羊水検査などの検査を受けるかどうかに悩む場合の情報のひとつとして行うものですが、従来の検査に比べて検査の精度が著しく高くなっています。この検査は、

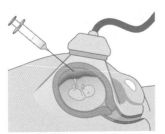
絨毛染色体検査

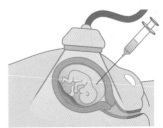
羊水染色体検査

図3 染色体検査

遺伝学的検査に分類され、検査の実施前には遺伝カウンセリングを受ける必要があります。

＊＊この検査は日本医学会から施設認定を受けた一部の医療機関でのみ行われています。

❹ 絨毛染色体検査

　ダウン症候群を含む染色体疾患や遺伝性疾患を診断するための検査です。通常、妊娠11週以降に行います。超音波で安全を確認しながらお腹に針を刺し、胎盤を形成する絨毛組織を採取します。しかし、検査による流産のリスクが約１％あるとされるので、主として赤ちゃんの染色体疾患や遺伝性疾患の可能性が高い場合に行われます。

❺ 羊水染色体検査

　羊水染色体検査は赤ちゃんの染色体疾患を診断するための検査です。通常、妊娠15〜16週以降に行います。超音波で安全を確認しながらお腹に細い針を刺して羊水を採り（羊水穿刺）、その中に浮いている細胞を培養して染色体の変化を診断します。ダウン症候群を含む染色体の数の変化は確実に診断されますが、染色体の細かな部分的な変化（染色体微小欠失／重複）は検出されないことがあります。検査による流産の危険性は300分の１程度と報告されています。

3　出生前検査について

検査を受ける前にパートナーと話し合いを

　妊娠中の検査は目的によって大きく次の３種類に分けられます。

- 妊婦さんの健康状態を調べるもの
- 赤ちゃんの元気さや健康状態を調べるもの
- 赤ちゃんの病気・異常を調べるもの

　このうち、赤ちゃんの病気・異常を調べる検査を出生前検査といいます。出生前検査には、赤ちゃんの染色体の変化をみるための検査（羊水染

色体検査や絨毛染色体検査など）のほか、赤ちゃんの形態的な変化をみる超音波検査も含まれます。

　近年、出生前検査の技術が著しく向上し、子宮内の赤ちゃんの病気や異常がかなり正確にわかるようになってきました。診断時期もしだいに早まってきています。このことは、病気の早期発見・早期治療には大変なプラスですが、反面、妊婦さん（パートナーも含む）が妊娠の早い時期にいろいろな状況に直面して悩んでしまう、という問題の原因にもなります。

　このため、検査を行う前に、受けたい検査と受けたくない検査、知りたい情報と知りたくない情報を明確にしておくことが重要だと思います。この機会に、パートナーとこのことについて十分話し合って、希望を主治医に伝えるといいでしょう。

たとえば

「治療で治るような病気であれば、出生前に診断してほしい」
「自分の子どものことでわかることは、すべて教えてほしい」
「私は40歳だから、赤ちゃんの染色体の病気のリスクが高い
　かどうかを知りたい」
「不妊治療でやっとできた赤ちゃんなので、マイナスの情報
　は知らせないでほしい」
「性別は知らせないでほしい」

あなたの希望を伝えましょう

　出生前検査についてのおふたりの考えがまとまりましたら、医師・スタッフに伝えましょう。

　昭和大学病院では、「妊娠中の検査についての希望票」を提出していただき、妊婦さんの考え方を確認したうえで希望にそって対応させていただいており、このような対応をとる施設は多くなっています。なお、希望を伝えたとしてもいつでも修正可能ですので、気持ちが変わったときは再度、医師・スタッフに伝えてください。

妊娠中の健康診査（妊婦健診）

- **表5**に主な出生前検査を示します。基本検査はすべての妊婦さんが受ける検査です。

- オプション検査は希望者が受ける検査です。受けるかどうかを判断してください。

- 個々の出生前検査の具体的な内容についてはp.46〜（超音波検査）とp.48〜（出生前検査）に記載されています。より詳しく知りたい方は「第2部 妊娠中の検査と病気」（p.115〜）をご覧ください。

- 考えがまとまらない方やゆっくり時間をかけて相談したい場合は、医師にご相談ください。昭和大学病院では、遺伝カウンセリングを受けることをお勧めしています（p.173参照）。

- 検査によっては妊娠初期の一時期を逃すと実施できないものもありますので、できるだけ早い段階で希望を伝えるようにしましょう。

★わからない点があれば、いつでも担当医にたずねてください。

表5 出生前検査およびそれに準じる検査（昭和大学病院の場合）

検査名	実施時期	検査種別	対象者
妊娠初期検査	10週以前	基本検査	全妊婦
妊娠初期胎児精密超音波検査*	11〜13週	基本検査	全妊婦
絨毛染色体検査	11〜15週	オプション検査	希望者
クアトロ検査	15〜18週	オプション検査	希望者
コンバインド検査*	11〜13週	オプション検査	希望者
母体血胎児染色体検査（NIPT）*	10〜23週	オプション検査	希望者
羊水染色体検査	15週以降	オプション検査	希望者
妊娠中期胎児精密超音波検査**	18〜20週	基本検査	全妊婦
分娩前胎児精密超音波検査**	36週	基本検査	全妊婦

*昭和大学病院で先進的に取り組んでいる検査であり、すべての病院で行われている検査ではありません。

**胎児精密超音波検査は妊娠20週頃、30週頃の2回行う施設もあります。

4 妊娠中のメンタルチェック

メンタルヘルススクリーニング検査

妊婦さんが抱える不安やストレスが、出生後の子どもの情緒や行動に影響を与えるといわれています。また産後にお子さんと2人きりになりやすいお母さんは、自分が担う役割の大きさや孤独感から不安を感じやすいといわれています。これらのことから周産期は精神疾患の発症や、再発、増悪のリスクが高まるといわれており、なかでも産後うつ病は10〜15%の人にみられるといわれています。そのためうつ病の好発時期に、うつ病の「症状」や「リスクとなる要因」を確認し、必要なケアをタイムリーに受けていただけるようにメンタルヘルスのスクリーニング検査が行われます。

● ①育児支援チェックリスト

育児をする環境や直近のライフイベント、ご家族との関係性などを聞く質問票です。

● ②エジンバラ産後うつ病質問票（EPDS）

うつ病をスクリーニングする質問票で妊婦さんから産後1年未満の女性を対象としています。

● ③赤ちゃんへの気持ち質問票

お母さんがお子さんへ抱く気持ちについて調査する質問票で、1歳未満のお子さんを持つ女性を対象としています。

★これら3つの質問票を用いた調査は、保健センターや病院、診療所などでも行われていますが、あなたを査定するためのものではありません。現在どういう状況か、何か支援できることはないかを聞いているものなので、正直に答えてください。困ったときは医師や助産師または地域の保健師などが相談にのりますので、気軽に相談してください。

3 日常生活で気をつけること

**妊娠中はどんなことに
気をつけたらいいのでしょうか。
そのポイントをお教えします。**

妊娠中のすごし方

- 妊娠中は無理はせずゆったりのんびりすごしましょう。お腹の赤ちゃんにもゆったり穏やかでいてもらいたいですものね。
- 身体の調子は、その日そのときによって変わってきます。そのときの調子に合わせて、お休みしたいときはお休みしましょう。
- 自分の身体や心の様子は自分が一番よくわかりますよね。お仕事で忙しくしていても、その日の身体や心の調子はどうか、少しずつ自分自身とお腹の赤ちゃんに目を向ける意識をもつようにしましょう。

1 仕　事

- 家族や職場の協力を得て、なるべく休憩を入れましょう。
- 長時間の立ち仕事や重いものを持ったりする仕事であれば、仕事を軽減してもらいましょう。無理をするのは禁物です。
- 時差出勤ができれば活用（母性健康管理指導事項連絡カード）しましょう。
- 休憩時間は短時間でも横になることをお勧めします。
- 外食ばかりでは食事が偏りやすいので、お弁当にしたり、野菜を別に注文するなどの工夫をしましょう。
- 産前・産後の休暇、育児休暇を確認しておきましょう。

2 外出・旅行

- 外出する場合は、疲れすぎないように場所や時間を工夫しましょう。また、こまめに休憩をとるようにしましょう。

- 旅行を計画する場合は、担当医に相談してください。妊娠経過によっては短期間の旅行でも注意を要する場合があります。また、長時間の移動にならないよう行き先を選び、ゆったりとしたスケジュールを組みましょう。

- 飛行機に乗ることが赤ちゃんに影響することはありません。長時間同じ姿勢でいるとエコノミークラス症候群（足の静脈にできた血栓が血管を流れて肺の血管を詰まらせてしまう病気）のリスクが高まるので、水分をこまめにとり、また機内を歩いたり、足をこまめに動かすなどして予

Column 妊婦さんもシートベルトを！

妊婦さんはシートベルトを装着しなくてもいいと思っていませんか？

日本では年間1万人以上の妊婦さんが交通事故で負傷し、その結果、1,000人以上の赤ちゃんが流産や早産になっていると推定されています。

そこで、2008年に警察庁は妊婦さんもシートベルトをするようにと「交通の方法に関する教則」を改訂しました。

シートベルトの装着方法には工夫が必要です。お腹を圧迫しないように、斜めベルトは両乳房の間を通し、腰ベルトはできるだけ低い位置にしましょう（右図）。シートベルトを正しく装着すると、シートベルトをしない場合に比べて、事故に遭ったときに妊婦さん、お腹の赤ちゃんともにケガの程度が軽くてすむそうです。

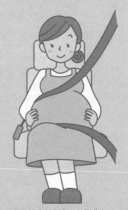

日本産婦人科医会ほか作成の
ポスターを参照して作成

防してください。

●妊娠後期になると、飛行機に乗る際に診断書などを航空会社から要求される場合がありますので、事前確認が必要です。

●温泉に入ることも、清潔に保たれた温泉であれば問題ありません。長湯をして体調をくずさないように、また、水分をよくとることなどを心が

Column 妊娠中のあなたが喫煙すると…

たばこが健康に悪影響を及ぼすことは皆さんご存じのことと思います。そしてその影響は、妊娠・出産に際しても起こります。

喫煙女性では、非喫煙女性に比べ不妊症が1.6倍、異所性妊娠（子宮外妊娠）も2倍多く、また、ヘビースモーカーでは流産率が2倍になると報告されています。妊娠後には、早産時期の破水1.67倍、絨毛膜羊膜炎1.65倍、常位胎盤早期剥離1.37倍、前置胎盤2～3倍と、いろいろな妊娠合併症の頻度が上昇することが報告されています。

また、赤ちゃんの出生体重の平均が、非喫煙妊婦に比べ1日5～20本の喫煙者で250g、20本以上で350g減少することも報告されています。受動喫煙（夫や職場での他人の喫煙の影響）でも35～90g出生体重が減少するとの報告もあります。また、口唇裂や口蓋裂、先天性心疾患、手足の欠損などの先天異常の増加の報告もあります。

出産後の喫煙も子どもの健康に悪影響を及ぼします。子どもの受動喫煙は乳児突然死症候群、小児喘息、呼吸器感染症、肥満、糖尿病、児の行動異常、学習障害などの発生率を上昇させます。

このように喫煙は妊娠中のトラブルだけでなく、出産後もあなたのお子さんの成長や健康に悪影響を及ぼすことは明白です。たばこには習慣性があるので、禁煙しようと思っても難しいことも事実です。しかし、大切な赤ちゃんのためになら、禁煙できるのではないでしょうか？ぜひ挑戦してください。また、お父さんも最低限、家庭内では禁煙しましょう。なお、禁煙補助剤であるニコチンパッチは妊娠中、授乳中は原則的には使わないことになっています。

けてください。

3 たばこ・お酒

● たばこには血管を収縮させる働きがあるので、胎児が発育しにくくなり、流産・早産・低体重児出産の原因になります。妊娠を機会に禁煙することをお勧めします。

● 自分が吸わない場合でも、周囲の人の喫煙による受動喫煙に注意しましょう。

Column 赤ちゃんにお酒はダメ

　お酒が好きな人、あるいはお酒の席でみんなと楽しくすごすのが好きな人にはツライ話ですが、妊娠中はお酒をひかえてください。なぜなら、妊婦さんが摂取したアルコールは、そのまま胎盤を通過して赤ちゃんに届き、胎児性アルコール・スペクトラム障害（FASD）の原因になる可能性があるからです。

　胎児性アルコール・スペクトラム障害は、発達障害、学習障害、多動、発育不全、低体重、特徴的な顔つきなどを生じる疾患です。これぐらいなら赤ちゃんへの影響はない、という基準はありません。乳幼児にお酒を飲ませる親はいませんが、妊娠中の飲酒はお腹の中の赤ちゃんにお酒を飲ませているのと同じことです。お酒の席には喫煙もつきものですから、赤ちゃんにとっては二重に悪い環境です。このことを忘れないでください。

1日あたりのアルコール摂取量と胎児への影響

1杯*未満	胎児への影響は少ない
6杯以上	奇形の発生が明らかに高くなる
8杯以上	胎児性アルコール・スペクトラム障害発生率30〜50%

*アルコール含有量15mLを1杯として考える。1杯は缶ビール350mL、ワイン150mL、日本酒120mL（2/3合）に相当。

●お酒も胎児に悪影響を及ぼしますので、ひかえるようにしましょう。

4 薬・サプリメント

●薬を処方してもらうときは、必ず医師・薬剤師に妊娠中であることを話してください。

●以前から薬を服用している方は産科の担当医に相談してください。妊娠前からの病気で服薬が必要な方は、可能であれば妊娠前に処方していただいている医師に相談しておきましょう。妊娠した場合には処方担当医と服薬について相談してください。ただ、安易に薬をやめてしまうと、逆に、妊婦さん自身や赤ちゃんにとって良くないこともありますので、

Column 妊娠中のビタミンDについて

ビタミンDは妊婦さんや赤ちゃんの骨の形成に欠かせないビタミンですが、その他にもからだの免疫機能やさまざまな病気の予防にも役立つことが知られています。ビタミンDが他のビタミンと違うところは日光にあたることにより体内で作られることです。もちろん食事からとることもでき、日本人女性では平均1日6.9μgのビタミンDを摂取しており、この量は摂取の基準量の5.5μgを超えています。

しかし、近年、ビタミンD不足状態にある女性が多いことが指摘されています。それはなぜでしょうか？　先ほど述べましたように、ビタミンDは日光にあたることにより皮膚で作られますが、若い女性は外に出る機会が少なく、外出の際も日焼け止めで紫外線対策をしていることが原因と推測されています。妊婦さんがビタミンD欠乏であれば、当然、お腹の中の赤ちゃんもビタミンD欠乏になってしまい、骨や免疫系に影響を及ぼします。また、ビタミンD欠乏の妊婦さんは出産後にうつ状態になりやすいという報告もあります。お肌のケアも大切ですが、妊娠中からビタミンDを多く含むキノコ類や魚介類など食材をとること、20分くらいの外気浴をすること、サプリメントでビタミンDをとることなど検討してみてください。

内服の継続の是非は処方医と相談して決めるようにしましょう。また、産婦人科の担当医とも相談することが重要です。

●サプリメント（栄養補助食品）は妊娠中摂取してもよいものを選び、用法・用量を守りましょう。

★サプリメントとしての葉酸は、赤ちゃんの先天的な疾患やいろいろな妊娠合併症のリスクを低下させるといわれています。日本産科婦人科学会も1日0.4mgの葉酸摂取を勧めています。（p.26参照）

5 予防接種とインフルエンザ・新型コロナウイルス

ワクチンについて

●ワクチンには生ワクチンと不活化ワクチンがあります。妊娠中は生ワクチンの接種はできませんが、不活化ワクチン接種は可能です。また、出産後（授乳期）のワクチン接種は生ワクチン、不活化ワクチンを問わず可能となります。

●風疹ワクチンは生ワクチンですので、妊娠中の接種はできません。妊娠に気づかないで接種してしまったという相談がよくありますが、妊娠中に接種した風疹ワクチンが赤ちゃんに影響を及ぼしたという報告はないので、万が一妊娠に気づかず風疹ワクチンを接種したとしても心配する必要はないでしょう。

●授乳中は予防接種ができます。

インフルエンザの予防接種

●インフルエンザワクチンは不活化ワクチンです。妊娠中のどの時期であっても、ワクチンの接種を受けることができます。妊娠初期の接種で赤ちゃんに異常が出る確率が上昇するというデータはありません。

- インフルエンザにかかって入院が必要になるほど重症化するリスクは、一般の人に比べ、妊娠中期で2.6倍、妊娠後期で4.7倍に上昇すると報告されています。このように、妊娠中にインフルエンザにかかると重症化しやすいため、『産婦人科診療ガイドライン：産科編』でも積極的なワクチン接種を推奨しています。
- 妊娠後期にワクチンを接種すると、生まれた赤ちゃんが生後6か月までにインフルエンザにかかる確率が63％減少するという報告があり、赤ちゃんの感染予防にも役立つと考えられます。

> ★妊娠中にインフルエンザにかかった場合には、抗インフルエンザ薬が処方されることがあります。妊娠中のインフルエンザは重症化しやすいことが知られていますが、その重症化予防効果が期待できます。インフルエンザにかかったときは早めに医師に相談してください。

新型コロナウイルスの予防接種

- 新型コロナウイルスワクチンはmRNAワクチンです。妊娠中のどの時期であっても、ワクチンの接種を受けることができます。妊娠初期の接種で赤ちゃんに異常が出る確率が上昇するというデータはありません。
- 国内外の産婦人科関係学会も妊娠中の時期を問わず接種を推奨しています*。
- 国内外の研究において、ワクチン接種を受けた妊婦やその新生児に対して有害事象の増加はなく、ワクチン接種を受けていない妊婦と比べて、流産、早産、新生児死亡の発生率に差はないことが報告されています。
- 妊娠中に接種したワクチンによってつくられた抗体は、臍帯を通じて胎児へ移行し、生まれた後に新生児を感染から守る効果が期待されます。諸外国の統計では、妊娠中のワクチン接種は新生児の入院リスクを減少させることが報告されています。

● ワクチン自体が母乳に移行する可能性は低く、万が一mRNAが母乳中に存在しても、子どもの体内で消化されることが予想され、影響を及ぼすことは考えにくいと報告されています。

*5類に移行された後の新型コロナウイルスワクチンの妊婦への接種について（https://www.jsog.or.jp/news/pdf/20230508_COVID19_kaiin.pdf）

> ## Column 妊娠中の新型コロナウイルス感染症（COVID-19）
>
> ### 妊婦さんへの影響
>
> 　新型コロナウイルスの収束には時間がかかりそうです。妊婦さんが同年齢の女性と比較して、特にCOVID-19に罹患しやすいということはありませんが、どんなに注意しても感染するときは感染してしまいます。
>
> 　コロナ感染症の原因のとなるウイルス株がデルタ株、オミクロン株と変化して感染力が高まっていますが、逆に感染者の重症化はしにくくなってきています。日本産婦人科医会では2022年の第6波（2022年1〜2月）、第7波（2022年7〜8月）の感染状況の調査を行い、COVID-19感染した妊婦さんの中での重症化率は500人から1,000人に1人程度と高くないことを確認しています。日本産科婦人科学会で行ったCOVID-19に感染した妊婦さんの調査結果では、年齢31歳以上、妊娠21週以降の感染、妊娠前の肥満（BMI 25以上）、喘息などの呼吸器疾患や糖尿病、高血圧などの基礎疾患のある妊婦さんが重症化しやすいことが報告されています。また、驚くべきことにこの調査で重症化した妊婦さんのすべてが、ワクチン未接種であったことも報告されています。（新型コロナウイルス感染症COVID-19診療の手引き　第8.0版 2022年7月22日）
>
> ### 赤ちゃんへの影響
>
> 　妊娠中にCOVID-19になった妊婦さんでの子宮内の赤ちゃんへの感染はほとんどないことが知られています。感染が赤ちゃんの先天的な異常の原因になることもないといわれています。ただ、分娩時に妊婦さんに感染がある場合には、生まれた赤ちゃんを隔離して、お母さんからの感染が起こらないようにする必要があります。また、赤ちゃんに母子感染がないことを確認するまでは他の赤ちゃんとは別に管理することになります。

6 おしゃれ

- 妊娠中は肌が敏感になるので、使い慣れた化粧品でもトラブルが起きることがあります。何か起きた場合は使用をひかえましょう。
- パーマや脱色・カラーリングなどは基本的に可能です。時間がかかるので、体調が安定しているときにしましょう。
- 妊娠すると汗やおりものが多くなります。入浴やシャワーでさっぱりしましょう。
- ジェルネイルやマニキュアはすぐ取れるようにしておき、出産の前、30週ぐらいにはネイルは取りましょう。
- 指輪も、妊娠後期には指がむくんで取れなくなるので、早目にはずしましょう。

7 妊娠中の清潔

- 妊娠中にお母さんから赤ちゃんに感染すると、赤ちゃんの異常の原因になる感染症があります。「赤ちゃんとお母さんの感染予防対策5か条」を参考にした生活を心がけてください（表1）。

8 歯の衛生

妊婦さんの歯の健康について

- 妊娠中は虫歯や歯周病になりやすい状態にあります。その理由として、
- 食事回数の増加やつわりによる吐き気で、口の中が酸性となり歯が溶けやすくなっている
- つわりで歯磨きが十分にできず、磨き残しが増える
- 妊娠のために免疫力が低下し、結果として細菌が増えやすくなることなどが挙げられます。よく「歯のカルシウムが減るので歯が悪くなる」といわれますが、そのようなことはありません。

表1 赤ちゃんとお母さんの感染予防対策5か条

（日本周産期・新生児医学会、日本産科婦人科学会ほか　2013）

　風疹ウイルス、サイトメガロウイルス、B型肝炎ウイルス、トキソプラズマなどの微生物は、妊娠中、分娩中、または産後に、お母さんから赤ちゃんに感染して、赤ちゃんに病気を起こすことがあります。感染予防対策について、正しい知識を身につけておくことが大切です。

1．妊娠中は家族、産後は自分にワクチンで予防しましょう！

　風疹、麻疹、水痘、おたふくかぜは、ワクチンで予防できます。ただし、妊娠中はワクチンを接種できません*注1。とくに風疹は、妊娠中に感染すると、胎児に先天性風疹症候群を起こすことがあります。妊婦健診で、風疹抗体を持っていない、あるいは抗体の値が低い場合*注2、注3は、同居の家族に麻しん風しん混合ワクチン（MRワクチン）を接種してもらいましょう。（麻疹は流早産の可能性があります）

*注1：妊娠中でもインフルエンザ不活化ワクチンは安全かつ有効とされています

*注2：HI法で16倍以下、EIA法で8 IU/mL未満

*注3：妊娠中の麻疹、水痘、おたふくかぜの感染の赤ちゃんへの影響はまだわかっていません。妊娠前や産後に抗体を検査し、抗体を持っていない、または抗体の値が低い時は、ワクチンを接種することで感染を予防できます

2．手をよく洗いましょう！

　手洗いは感染予防に重要です。とくに、食事の前にしっかり洗いましょう。調理時に生肉を扱う時、ガーデニングをする時、動物（猫など）の糞を処理する時などは、使い捨て手袋を着けるか、その後、丁寧に手を洗いましょう。

3．体液に注意！

　尿、唾液、体液などには感染の原因となる微生物が含まれることがあります。ご自分のお子さんのおむつでも使い捨ての手袋を着けて処理するか、その後で、丁寧に手を洗いましょう。また、家族でも歯ブラシ等は共有せず、食べ物の口移しはやめましょう。妊娠中の性生活ではコンドームを着用し、オーラルセックスは避けましょう。

4．しっかり加熱したものを食べましょう！

　生肉（火を十分に通していない肉）、生ハム、サラミ、加熱していないチーズなどは感染の原因となる微生物が含まれることがあります。妊娠中は食べないようにしましょう。生野菜はしっかり洗いましょう。

5．人ごみは避けましょう！

　風疹、インフルエンザなどの飛沫で感染する病気が流行している時は、人ごみは避け、外出時にはマスクを着用しましょう。子どもはいろいろな感染症にかかりやすく、子どもを介して感染する病気もあります。とくに熱や発疹のある子どもには注意しましょう。

　妊娠中の運動は健康の維持や増進に役立ちますので、無理のない範囲で身体を動かすようにしましょう。エアロビクスやマタニティ・エクササイズのような特殊なものでなく、散歩などでかまいませんので、実践してみてください。

　ただし、医師から運動をひかえるように注意されている場合は別です。運動してはいけない場合というのは、心臓や呼吸器の病気がある場合、切迫流産、切迫早産、子宮頸管無力症、頸管長短縮、前期破水、前置胎盤、妊娠高血圧症候群などの合併症がある場合などです。

　また、妊婦さんには勧められない運動もあります。長時間にわたり立った姿勢が続くもの、落下を伴うもの、怪我をしやすいようなもの、スキューバダイビングなどです。

　妊娠中の運動については「6 妊娠中の運動」（p.89〜）も読んでください。妊婦さんにおすすめの体操を紹介しています。

● 妊娠中の歯科受診は問題ありませんので、治療の必要な方はもちろん、とくに症状がなくても一度、歯科検診を受けることをお勧めします。

● 母子健康手帳に歯科検診票（割引券）が付いている自治体があります。積極的に検診を受けてください。検診により問題が見つかった場合は治療が必要になります。出産近くになって受けるのではなく、できるだけ早めに受診し、必要な治療は早めに終わらせてください。

★歯が痛いときに、妊娠前に出された手持ちの痛み止めや抗菌薬を自己判断で服用するのはやめましょう。妊娠中に服用できる薬は限られています。どうしても薬が必要なときは、産科の担当医に必ず問い合わせてください。

Column 歯科検診に行きましょう

「歯医者は歯が痛くなってから行く所」「歯医者は嫌い」という人は多いですね。残念ながら、歯の健康のために定期的に歯科検診を受けている人は少ないです。しかし、妊婦さんは歯科検診をぜひ受けてください。

なぜなら、妊娠中はつわりや食生活の変化、免疫力の変化などのために、虫歯や歯周病になりやすい口腔環境にあるからです。それなのに発見・治療を先延ばしにしていると、お母さんだけでなく赤ちゃんにも悪影響が及ぶ可能性があります（歯周病がある妊婦さんは、そうではない妊婦さんよりも早産になりやすいという報告もあります）。痛みや腫れなどで処置が必要な場合は、できる限りすぐに歯科を受診してください。そして妊娠を機会に、定期的に歯科検診を受けるようにしてください。

歯の健康を大事にしていただきたい理由は、もうひとつあります。

口腔内には腸などと同様に常在菌がいますが、出生後の赤ちゃんには少なく、成長とともに増えていきます。その大きな原因は、大人が自分の使ったお箸で食べさせたり、自分が噛み砕いた食物を与えたり、キスすることで、赤ちゃんに細菌をうつしてしまうからです。ですから、お母さんだけでなく赤ちゃんに接するご家族も、赤ちゃんを迎える準備として歯科に行くことをお勧めします。そして、もし治療されていない虫歯や歯石があったら、早く治療を受けてください。また、正しい歯磨き法を身につけてください。

赤ちゃんのお口が健康でいられるように、妊娠中から2〜3歳までの間はご家族皆さんの配慮が大切です。

虫歯予防の方法

● 食後はなるべく歯磨きをしましょう。

● 歯磨きが難しい場合は、水で口をゆすぐか、水を飲みましょう。

歯科治療の受け方

● 歯科では妊娠していること、通院している産婦人科名、出産予定日、い

つまで通院が可能か（とくに職場近くの歯科医院や里帰り出産の場合）、妊娠糖尿病、高血圧症などの合併症の有無を伝えてください。

● 妊娠中も普通の麻酔は安全に行えます。ただし、歯科恐怖症の人の治療に使う静脈内鎮静法という点滴による麻酔は、行わない方が安全です。

● 歯科でのX線・CT撮影の際は、妊娠にかかわらず鉛のエプロンで腹部を保護し、余分な被ばくのないように配慮されます。不必要な撮影は避けるべきですが、必要と判断された場合は、赤ちゃんへの影響はありませんので、安心して受けてください。

9 パートナーの方へ

● この部分はパートナーと一緒に読んでください。

● 順調な経過をたどるためにパートナーができることを具体的に書き出しましたので、ぜひ実践してください。

● 子育てにはパートナーの協力が必要です。妊娠中から2人で協力しあい、絆を深めていきましょう。

つわりのときはパートナーの優しさが一番の良薬

● 食べ物のにおいだけでも「ウッ」とくる時期に食事を作るのは本当につらいものです。できる範囲で調理を代わってあげましょう。

● 妊婦さんの食べられるものを買ってきてあげましょう。

● においの強いものは外で食べるようにしましょう。

家事の分担を考えて妊娠中に取り組んでおきましょう

● パートナーやご家族との家事分担をどうしていくかを考えてみましょう。

● 普段どんな家事をしているか、具体的に挙げてみて、それをだれがどのように担当・分担していくのか一つひとつ考えてみるのもいいですね。

● 妊娠期間中は経過によっては、突然入院になる場合もあります。パート

ナーの方も家事の練習を兼ねて、今から積極的に行っていきましょう。

2人のコミュニケーションを上手に

●お産や産後のことを妊娠中から2人で話し合いましょう。

マッサージをしてあげる―お産のときにも役立ちます

●腰痛、手足のしびれ・痛み・むくみなどが出ますので、マッサージをしてあげましょう。

●陣痛のときに役立つかもしれません。

禁煙しましょう―あなたにとっても絶好のチャンス！

●たばこ（加熱式たばこを含む）はお腹の赤ちゃんにも悪影響を及ぼします。

●禁煙が無理なら、別の部屋で吸うようにしましょう。それでもサードハンド・スモークの影響は避けられません。

気晴らしに外出を―パートナーと一緒なら安心です

●妊婦さんの負担にならないような計画を立てましょう。

Column サードハンド・スモーク（三次喫煙）

サードハンド・スモークとは三次喫煙や残留受動喫煙のことです。たばこ由来のニコチンや化学物質は部屋の壁や喫煙者の衣服、髪の毛などに付着することが知られています。たとえば、「ベランダでたばこを吸ったパートナーが部屋に戻ってくるとたばこのにおいがする」「喫煙所から離れていてもたばこのにおいがする」これだけでも、サードハンド・スモークの被害を受けていることになり、同じ部屋で長時間すごす妊婦さんや乳幼児などはサードハンド・スモークによる健康被害が懸念されます。

"ベランダで吸っているから大丈夫"は、実は大丈夫ではないのです。

- トイレの確保（場所や時間）と、こまめな休憩を心がけましょう。
- 外食の際はヘルシーメニューを心がけましょう。

夫婦生活（性交渉）でもパートナーが配慮を—これも愛情です

- 妊娠中は子宮や腟が充血しているため、病原体に感染しやすくなっています。感染を起こすと流産、早産、膀胱炎などにつながる可能性があります。また性交渉の刺激が破水につながる場合もあります。これらを避けるために次のことに注意しましょう。
- 必ずコンドームを装着しましょう。精液中に子宮収縮を起こす物質が入っていることや、感染を防ぐためです。
- お腹を刺激しないよう深く挿入しないようにしましょう。
- 時間は短くしましょう。
- お腹が張ってきたら交渉を中断し、安静にしましょう。

産後のサポートについて

　産後のお母さんは育児に追われ、なかなか休む時間がないものです。

　慣れない赤ちゃんのお世話、頻回な授乳、それ以外にも食事や洗濯などやらなければいけないことはたくさんあり、1人での育児は非常に難しく、パートナーや家族と一緒に行うことをお勧めします。育児休暇などを有効的に利用しましょう。

　家族からのサポートが難しい方は地域サービスも利用できます。今から調べてみましょう。

育児休業について

　令和3年（2021年）6月に育児・介護休業法が改正され、男性の育児休業取得促進のための子の出生直後の時期における、柔軟な育児休業の枠組み『産後パパ育休』の創設や育児休業の分割取得などが令和4年（2022年）10月から施行され、より育児休業が取得できるようになりました。退院後の育児のスタートを、2人で役割分担してはじめられるとい

いですね。詳しくは厚生労働省ホームページをご確認ください。

表 2 産後パパ育休（出生時育児休業）の創設・育児休業の分割取得

	産後パパ育休（R4.10.1〜）育休とは別に取得可能	育児休業制度（R4.10.1〜）	育児休業制度（改正前）
対象期間取得可能日数	子の出生後8週間以内に4週間まで取得可能	原則子が1歳（最長2歳）まで	原則子が1歳（最長2歳）まで
申出期限	原則休業の2週間前まで	原則1か月前まで	原則1か月前まで
分割取得	分割して2回取得可能（初めにまとめて申し出ることが必要）	分割して2回取得可能（取得の際にそれぞれ申出）	原則分割不可
休業中の就業	労使協定を締結している場合に限り、労働者が合意した範囲で休業中に就業することが可能	原則就業不可	原則就業不可
1歳以降の延長		育休開始日を柔軟化	育休開始日は1歳、1歳半の時点に限定
1歳以降の再取得		特別な事情がある場合に限り再取得可能	再取得不可

厚労省ホームページ 育児・介護休業法について　リーフレット「育児・介護休業法改正ポイントのご案内」p.2の表を一部改変・抜粋（https://www.mhlw.go.jp/content/11900000/000789715.pdf）

★経産婦さんへ

　妊娠経過中の思いがけない入院や分娩時、上の子どもの預け先はどうするか、などの調整が必要になります。

　また、産後の育児でも今度は赤ちゃんのお世話、上の子どものお相手など忙しくなります。パートナーはもちろん、その他で頼れそうな人はいますか？　早めに家族内で相談しておきましょう。

4 からだと体調の変化

今まで経験したことのない変化に
とまどうこともあるかもしれません。
大変ですが、上手に対処していきましょう。

1 つわり

　妊娠初期に、胸やけ・吐き気・嘔吐などのつわりの症状が出ることがあ
ります。つわりは、通常、胎盤ができあがる妊娠16週頃までにはおさま
ります。つわりの症状には個人差がありますが、不安やイライラもつわり
に影響しますので、気分転換をはかりながら、次のような工夫で乗りきり
ましょう。

- 好きなものを少量ずつ食べましょう。
- 食べられないときも水分をこまめに多くとるように心がけましょう。
- なるべく胃がからっぽにならないよう、起床時にすぐ食べられるよう
  に食べ物を用意しておきましょう。
- においの強いものを避けましょう。

★以下のようなときは外来受診してください。
- 1日に10回以上吐く
- 水も飲めない、すぐ吐いてしまう
- 体重が5kg以上減った
- トイレの回数が1日3回以下

Column こころの変化

　妊娠することに伴うホルモンの変化、まだ見ぬ赤ちゃんの健康面での不安、ライフスタイルや人間関係の変化、出産後の子育てという生活面での変化に対する不安など、妊娠したことでさまざまなことがストレスとして加わってきます。このストレスが過剰な負担になることで妊娠中から、気分が落ち込んだり、強い不安を感じたり、普段は楽しいと感じていたことにも興味を持てなくなるなどの変化が起こることがあります。このような徴候がある場合には妊娠中の「うつ」の可能性がありますが、妊婦さんのおおよそ10％程が「うつ」になるといわれています。

　産科医療機関では妊娠中の保健指導のなかで「うつ」傾向にあるかどうかを確認する検査を行うところが多くなっています。徴候が確認できた場合には、不安に感じていることなどについて一緒に考えて対応するなどのケアを行うことで、不安を軽減できることも多くあります。不安なことについては遠慮なく、健診医療機関の担当医や助産師などのスタッフに相談してみてください。

2　便　秘

　ホルモンの増加に伴って腸の蠕動（ぜんどう）運動が減少する、子宮が大きくなり腸が圧迫される、運動不足になるなどにより、妊娠中は便秘になりやすくなります。次のことを心がけましょう。

- 毎日一定の時刻にトイレに行くなど、規則的な排便の習慣をつける
- 起床直後に冷たい水や牛乳などの水分をとる
- 食物繊維を十分にとる（海草・根菜・豆類・緑色野菜）
- からだを動かし腸の動きをよくする

★便秘が解消されないときは医師に相談して緩下剤を処方してもらいましょう。自己判断で浣腸や坐薬を使用しないでください。

3 痔

子宮が大きくなり、骨盤内の血管が圧迫されて肛門周囲の血液がうっ滞するために痔になりやすくなります。次の方法で予防しましょう。

- 便秘を予防する
- 肛門の清潔を保つ
- 肛門の引きしめ体操をする（p.91参照）

4 おりものの増加

妊娠中はホルモンの影響でおりもの（帯下）が増えますが、心配はいりません。白いチーズ様や黄色のおりもの、外陰部のかゆみがあるときは医師に相談してください。

5 腰痛・背部痛

子宮が大きくなってからだの重心が変わると、背骨を後ろにそらす姿勢になるので、背筋の緊張や疲労により腰痛や背部痛が起こりやすくなります。次のような工夫をしてみましょう。

- 体操で筋肉をリラックスさせる（p.90参照）
- 硬めの布団に寝る
- 長時間同じ姿勢をとらない
- かかとの低い（2〜3cm）幅広の靴をはく

6 色素沈着

ホルモンの影響で乳輪・お腹・外陰部がうっすら黒ずむことがあります。出産後はほとんど消えますので、あまり気にする必要はありません。しみ・そばかすもできやすいので、日焼けしないように気を付けましょう。

7 妊娠線

妊娠線は、お腹の皮膚が急速に伸ばされるため、皮下組織が引き裂かれてできます。気になる部分はクリームなどで保湿し、皮膚の乾燥を防ぎましょう。かゆみを伴い、我慢できない場合は医師に相談し、かゆみ止めを処方してもらいましょう。

8 皮膚のかゆみ・発疹

妊娠中の腹部などにかゆみが出てくることがあります。原因はホルモン変化による乾燥や体質の変化といわれています。湿疹は伴わないものの全身がかゆくなる妊娠性掻痒、湿疹を伴う妊娠性痒疹、さらに腹部や胸、腕や足などにやや盛り上がった赤いじんま疹のようなものができて、非常に強いかゆみを伴う妊娠性掻痒性じんま疹様丘疹もあります。

かゆみがひどく夜も眠れなくなることもありますが、かきむしると悪化しますので、タオルで冷やしたり、上から軽くたたいたりしてかゆみを和らげてください。また、皮膚が乾燥すると悪化しますので、保湿クリームで手入れをしてください。かゆみが強い場合には医師に相談してください。塗り薬やかゆみ止めの内服薬が処方されることがあります。出産後にはほとんどの場合、自然とかゆみもおさまり湿疹も消えて治ります。

9 こむらがえり

　ふくらはぎの筋肉が突然ひきつったような状態になることがあります。大きくなった子宮によって足の血流が悪くなったり、ミネラル（カルシウム・マグネシウムなど）が不足して起こります。こむらがえりが起きたら、まず筋肉を伸ばし、その後ゆっくりふくらはぎをマッサージしたり、温かいタオルで温めたりするといいでしょう。予防には次のことを心がけましょう。

- 栄養バランスを意識し、ミネラル不足を防ぐ
- ふくらはぎを伸ばす体操をする（p.90参照）
- 寝る前にふくらはぎのマッサージをする
- からだを冷やさない

★妊娠・分娩・産後を通して身体の冷えは大敵です。さまざまなマイナートラブルの原因につながります。冬だけでなく、夏の冷房も冷えの原因になります。しっかりお風呂につかったり、靴下やレッグウォーマーを活用するなど、冷え対策をしましょう。

10 手足のしびれ・むくみ

　妊娠後期になると体内の水分が増えるので、むくみやすくなります。むくみで神経が圧迫されると、手足がしびれたりすることがありますが、一時的な症状ですので心配はいりません。

- 手足を動かして血液の循環をよくしましょう
- 塩分をひかえ、十分な休息を取りましょう

★妊娠高血圧症候群でむくみが出ることがあります。急に体重が増えたり、顔がむくんだりする場合には外来を受診してください。

11 静脈瘤 （じょうみゃくりゅう）

　子宮が大きくなることで下半身の血液循環が悪くなり、下肢や外陰部に静脈瘤ができやすくなります。次のことを心がけましょう。

- 長時間の歩行、立ちっぱなしを避ける
- 横になるときは足を高くする
- 衣類やガードルで腹部を圧迫しない
- サポートストッキングやサポート靴下を着用する
- 急激に体重が増えることのないように心がける
- カルシウムやビタミンCを十分にとる

12 頻尿・尿もれ （ひんにょう）

　子宮が大きくなること、また妊娠後期では胎児の頭が下がってくることで膀胱（ぼうこう）が圧迫され、トイレが近くなったり（頻尿）、排尿後も尿が残っているような感じ（残尿感）になることがあります。尿もれは、妊娠によるホルモンの影響で起こる骨盤底筋群（こつばんていきんぐん）のゆるみも原因といわれています。

- 排尿を我慢しない
- こまめに水分をとる
- 夜間の不眠を避けるため、就寝前2〜3時間は水分のとりすぎに気をつける
- キーゲル体操を行う（p.91参照）

★排尿後の痛み、排尿後すぐにトイレに行きたい感じ、残尿感の強いときは、発熱のあるときは膀胱炎の可能性がありますので、外来を受診してください。

✔Check!

こんな症状があったら連絡を！

★**妊娠中に次のようなことが起きた場合は、直ちに病院に連絡してください。**

・急にお腹が固くなり、その痛みが持続的

⇒すぐに病院に連絡して、指示に従ってください。急に胎盤の一部が子宮から剝がれて出血する常位胎盤早期剝離という病気の可能性があります（p.205参照）。

・羊水が流れる

⇒羊水を包む卵膜が破れ、羊水がもれ出す前期破水の可能性があります。尿もれと間違いやすいのですが、「破水かもしれない」と思ったらすぐに連絡してください（p.207参照）。

・赤ちゃんの胎動がいつもより少ない・消失した

⇒赤ちゃんはお腹の中で寝たり起きたりを短い周期で繰り返していますので、一時的に胎動が感じられにくいことはよくありますが、半日、胎動を感じないような場合は、連絡してください。

5 食事と体重管理

つわりの時期を乗りきったら
毎日の食事に気を配りましょう。
バランスよく食べることが大切です！

1 体重管理をしましょう

- 赤ちゃんは発育に必要な栄養を、胎盤を通してお母さんからもらいます。ですから、妊娠中の食事は赤ちゃんの発育とお母さんの健康維持のためにとても重要です。

- 妊娠中に太りすぎたり、逆に体重増加をきらって栄養不足にならないように、体重管理をしましょう。

- 出産直前の体重は妊娠前に比べて10〜13kgぐらい増加しているのが普通ですが、理想的な体重増加量は妊娠前の体型によって異なります。まずは、BMI*を計算して妊娠前の体格区分を把握しましょう。そして自分の体格区分に合った推奨体重増加量を知りましょう。

- 次に、毎日どれぐらいのカロリーをとればいいか、推定エネルギー必要量**を調べてみましょう。日常の身体活動の程度や妊娠週数によってエネルギー必要量は変わりますので、注意してください。

*BMI：body mass index. 体型を判定する指標のひとつ
＊＊推定エネルギー必要量：その人にもっとも適した1日のエネルギー摂取量

ステップ1：妊娠前のBMIを計算します
★BMIの計算方法

妊娠前の体重（kg）÷〔身長（m）×身長（m）〕＝BMI

例）妊娠前の体重55kg、身長160cmの場合

　55kg÷〔1.6m×1.6m〕＝21.5

例）BMI＝21の人なら、出産直前の体重増加は10〜13kg程度が理想的です（ただし、あまり厳密に考える必要はありません。あくまでも目安にしてください。やせタイプと肥満の人は医師に相談してください）。

表1 妊娠36週頃の標準的な体重増加分内訳

赤ちゃんの体重	約3kg	⎫
胎盤の重さ	約0.5kg	⎬ 7〜12kg
羊水の重さ	約0.5kg	⎭
お母さんの分 （乳房・水分・血液・子宮・脂肪などの増加分）	3〜4kg	

表2 妊娠前の体型別の体重増加のめやす

BMI	18.5未満	18.5〜25.0未満	25.0〜30.0未満	30以上
体型	やせ	普通	肥満（1度）	肥満（2度以上）
増加体重のめやす	12〜15kg	10〜13kg	7〜10kg	個別対応 （上限5kgまでが目安）

★推定エネルギー必要量の計算方法

①日常生活の大部分が座位中心ならレベルⅠ、座位中心の生活でも軽いスポーツをしたり、通勤や家事などで移動や立位での作業も行う人はレベルⅡを選びます。

②レベルと年齢で当てはまるエネルギー量を選び、妊娠時期によるエネルギー量をプラスします（農作業や運動をしている人は、レベルⅠ、Ⅱに当てはまらないので、医師に相談してください。やせタイプ、肥満の人

も医師に相談してください)。

例) 年齢25歳、身体活動レベルⅠで現在、妊娠20週の場合

1,700kcal＋250kcal＝1,950kcal

表3 推定エネルギー必要量

区分	日常の身体活動レベル	
	レベルⅠ－低い (専業主婦、 デスクワークの人など)	レベルⅡ－ふつう (育児中の主婦、製造業、 サービス業の人など)
18～29歳	1,700kcal	2,000kcal
30～49歳	1,750kcal	2,050kcal
妊娠中	初期＋50kcal　中期＋250kcal　後期＋450kcal	
授乳期	＋350kcal	

（「日本人の食事摂取基準　2020年版」より）

2 太りすぎ、やせすぎが心配な理由

太りすぎは
妊娠合併症*を起こしやすい
腰痛がひどくなりやすい
難産の原因となる
微弱陣痛でお産が長引く
出産後、体重や体型が戻りにくい

やせすぎは
赤ちゃんの発育に悪い影響がある**
早産の原因になる
出産後、疲労が回復しにくい
母乳が不足しやすい

*妊娠高血圧症候群、妊娠糖尿病など
**胎児発育不全、低体重での出生など

太りすぎを予防するには

- 規則正しい生活と主食、主菜、副菜をそろえたバランスのよい食事を心がける。
- 早食いを避けて、ゆっくり食べる。
- 食生活を見直す（食べた物を書いてみるとよい）。

　妊娠中の妊婦さんの体重増加の目安についての指針が2021年に日本産科婦人科学会によって表2（p.78）のように改定されました。その背景には、日本では2,500ｇ未満で生まれる低出生体重児の赤ちゃんの割合が新生児の10人に1人と諸外国と比較して突出して多く、その大きな要因のひとつが、「妊婦を指導する現場での体重制限が厳格だからではないか」と海外から指摘されたことです。

　わが国で諸外国と比較して高頻度に生まれる低出生体重児においては、DOHaD仮説（p.15）から明らかになっているように、その児が将来的に2型糖尿病、高血圧、脂質異常症などの生活習慣病になるリスクばかりか、その他の疾患のリスクの上昇も指摘されています。英国のデータでは、将来、2型糖尿病、高血圧、脂質異常症などの生活習慣病になるリスクが、4,000ｇで生まれた巨大児よりも低出生体重児の方がむしろ高いことが報告されており、低出生体重児での分娩を少しでも減らすことは社会的にも大きな課題ととらえられるようになっています。

　そこで、日本産科婦人科学会はわが国の妊婦約42万人のデータを分析しました。その結果、BMI 30以上の肥満女性以外は、体重増加を制限しなくても、巨大児、緊急帝王切開、妊娠高血圧症候群などのリスクはそれほど増えないことが明らかになりました。妊娠糖尿病については、個別対応するため、巨大児の増加を抑えることが可能なことを踏まえると、それ以外の人は体重制限を厳しくする必要はなく、逆にもともと痩せている人や標準体重の人が低出生体重児の出産や早産を防ぐためには、妊娠中の体重を制限するどころか、むしろ積極的に増やす必要があります。特に、BMI18.5未満の女性は、妊娠をしてから体重を増やすのではなく、妊娠をする前から栄養バランスを考えた食事をとって、体重を"普通体重"にしておくことが大切で、そのことを多くの人に知っていただくことが重要だといわれるようになっています。

- 間食には、自然な甘みがある野菜や果物を食べる。
- 散歩などの適度な運動をする。
- 寝る前2〜3時間の飲食はひかえる。
- 調理方法を工夫する（油脂をひかえるため油炒めをやめて、網焼きや蒸し物などにする。電子レンジやオーブントースターの活用）。
- 糖分（炭水化物）や脂肪を多く含む食品の摂取をひかえる（果物の食べ過ぎは要注意です）。

★BMI 25以上の人は医師や栄養士から食事指導を受けてください。

やせすぎの人、太るのがイヤだという人へ

- 妊娠中は無理なダイエットや体重の落としすぎには注意しましょう。
- 妊娠でお腹が大きくなるのは自然なことです。「みっともない」「カッコ悪い」と思っているのは自分だけでは？試しに周りの人に聞いてみるといいですよ。
- 出産後、体重は妊娠前に戻るのに約6か月、体形の戻りには個人差があります。「お腹が目立つのは数か月だけ」とわりきることも大切です。

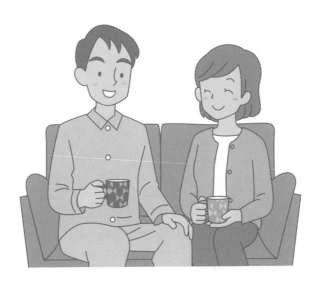

3 便秘を予防しましょう

- 妊娠中はホルモンの影響などで腸の動きが鈍くなり、便秘がちになりますが、食事の内容を工夫することで軽くできます。
- 食物繊維を積極的にとりましょう。食物繊維は、豆類、野菜、きのこ、海藻、果物などに多く含まれます。主食である穀類も食物繊維の大切な供給源です。
- 食物繊維の摂取とともに、適度な水分や油脂類を摂取することも必要です。
- ヨーグルトやみそ、納豆、漬物などの発酵食品は、腸の働きを活発にします。

4 貧血を予防しましょう

- 鉄分を多く含む食品を積極的にとって貧血を予防しましょう。
- 鉄分は吸収されにくいので、吸収を助けるビタミンBや葉酸、ビタミンCを多く含む食品を一緒にとるといいでしょう。
- 肉や魚などに多い動物性のヘム鉄は、野菜などに多い植物性の非ヘム鉄に比べて吸収率が良いので、積極的に食べましょう。
- 緑茶・紅茶・コーヒーなどに含まれるタンニンは、鉄の吸収を阻害するのでとりすぎに注意しましょう。

表4 便秘予防におすすめの食品（食物繊維を多く含む食品）

	食品名	1食分のめやす量	食物繊維の量
いも	里芋	130g（中3個）	3.0g
	こんにゃく	100g	2.2g
	さつま芋	70g（中1/3個）	2.0g
果実類	干し柿	40g（1個）	5.6g
	プルーン（乾）	30g	2.1g
	りんご	100g（中1/2個）	1.4g
野菜類	ごぼう	50g（約1/4〜1/3本）	2.8g
	かぶ	90g	1.4g
	にんじん	50g	1.4g
	ブロッコリー	80g	3.5g
	ほうれん草	70g	2.0g
	小松菜	100g	1.9g
	ゆで枝豆	60g（さや付き100g）	2.8g
海藻類	干しひじき	10g	5.2g
	粉寒天	1g（小さじ1/2）	0.8g
	乾燥わかめ	10g	3.2g
きのこ類	エリンギ	100g（1/2包）	4.3g
	えのきたけ	100g（1/3〜1/2袋）	3.9g
	生しいたけ	100g（約3個）	4.6g
豆類	おから（生）	30g	3.5g
	納豆	50g（1パック）	3.3g

（出典「日本食品標準成分表2020年版（八訂）」）

鉄分1日の摂取基準量

妊娠初期：9.0mg

妊娠中期・後期：16.0mg

表5 **鉄分の吸収を助ける食品**

ビタミンB$_2$を 多く含む食品	ビタミンB$_6$を 多く含む食品	葉酸を 多く含む食品	ビタミンB$_{12}$を 多く含む食品	ビタミンCを 多く含む食品
牛乳 チーズ 卵白 納豆 干ししいたけ	とうもろこし 魚 レバー 豆類	レバー 豆類 ほうれん草 ブロッコリー いちご	魚介類 牛乳 レバー 海藻類	柑橘類 いちご キウイフルーツ ブロッコリー キャベツ じゃがいも

表6 **鉄分を多く含む食品**

食品名	1食分のめやす量	鉄分の量
鶏レバー	30g（1串）	2.7mg
豚レバー	30g（1串）	3.9mg
鶏もも肉（若どり、皮つき）	250g（1枚）	1.5mg
かつお	100g	1.9mg
いわし	80g（1尾）	1.7mg
あさり	40g（中8個）	1.5mg
高野豆腐	20g（1個）	1.5mg
ゆで大豆	40g（1/2カップ）	0.9mg
もめん豆腐	100g（1/3丁）	1.5mg
小松菜	80g（2〜3株）	2.2mg
ほうれん草	60g（2〜3株）	1.2mg

（出典「日本食品標準成分表2020年版（八訂）」）

5 カルシウムをとりましょう

- カルシウムは日本人に不足しがちな栄養素ですが、骨や歯の組織成分なので、妊娠中は赤ちゃんの発育のためにたくさん必要になります。丈夫なからだと歯が作られるように、妊娠中はとくに積極的にカルシウムをとりましょう。

- カルシウムが不足すると、お母さんの骨や歯に十分にカルシウムがいきわたらなくなります。また、イライラしたり、こむらがえり（ふくらはぎがつる）が起きたりします。

- カルシウムを効率よくとるには、吸収を助けるビタミンD、マグネシウムを多く含む食品を一緒にとるといいでしょう。また、適度に日光にあたりましょう。

カルシウム１日の摂取推奨量：650mg

表7 カルシウム（Ca）を多く含む食品

食品名	1食分のめやす量	Caの量
牛乳	200mL（コップ1杯）	220mg
ヨーグルト	90g（カップ1個）	108mg
チーズ	25g（1切れ）	157mg
もめん豆腐	100g（1/3丁）	86mg
小松菜	80g（2〜3株）	136mg
しじみ	50g（中10コ）	120mg
桜えび（素干し）	10g	200mg
しらす干し（半乾燥）	10g（大さじ2）	52mg
乾燥ひじき	10g	100mg

（出典「日本食品標準成分表2020年版（八訂）」）

表8 カルシウムの吸収を助ける食品

ビタミンDを多く含む食品	マグネシウムを多く含む食品
いわし　かつお　さけ　さんま　干ししいたけ バター　卵黄　きくらげ	牡蠣　納豆　わかめ　玄米

6 高血圧を予防しましょう

- 妊娠中は高血圧になりやすいので、妊娠初期から塩分をひかえめにした食事を心がけましょう。
- 妊娠中に高血圧になると（妊娠高血圧症候群という）、お腹の赤ちゃんの発育に悪影響が出ることがあります。また出産後、お母さんの高血圧が続いたり、いったん治ってもその後に高血圧を発症しやすいことがわかっています。

塩分をひかえるコツ

- うす味に慣れる
- 汁物は最後まで飲みほさない
- 漬物を食べる際は少量にする
- お店のお惣菜、練り製品や加工食品は要注意（塩分が多め）
- 酸味やだしなどを使い、味付けを工夫する（お酢やレモン汁、柑橘系の香り）
- 減塩の調味料（醤油やみそなど）を使用する
- 薬味（しそ・みょうが・わさび・しょうがなど）やハーブを上手に利用する

塩分 1日の摂取の目安：6.5g未満

表9 食品に含まれる塩分

食品名	めやす量	塩分量
食パン	6枚切り1枚	0.7g
ロールパン	2個（60g）	0.7g
かけうどん（つゆ半分を残す）	1杯	4.8g
ラーメン（スープ全量摂取）	1杯	5〜6g
あじ（干物）	中1枚（70g）	1.2g
さつま揚げ	1枚（50g）	1.0g

（出典「日本食品標準成分表2020年版（八訂）」）

7 葉酸をとりましょう

● 葉酸はビタミンB群の一種で、血液を作ったり、たんぱく質の代謝を助ける働きをします。妊娠中は血液の量が増えるので、いつもより多くの葉酸が必要になります。

● 葉酸が不足すると、貧血や流産・早産、妊娠高血圧症候群などが起こりやすくなります。また、赤ちゃんの口蓋裂や低出生体重などの原因になったり、とくに妊娠初期に不足すると神経管閉鎖不全症*の原因になることもあります。

● 葉酸はレバーや大豆、緑黄色野菜、果物などに多く含まれています。妊娠中はもちろん、ふだんから葉酸摂取を心がけるといいでしょう。

*神経管閉鎖不全症：脳・脊髄の容れ物である神経管が胎児期に完全に塞がらず、脳・脊髄の一部が外にはみ出したもの。脳瘤や二分脊椎などがある（p.168参照）。

葉酸

● 葉酸摂取量は若い女性ほど少なく、20〜39歳女性の食事からの摂取量は0.25mg以下と報告されています（2017年国民健康・栄養調査）。

● 神経管閉鎖不全症を予防するために、通常の食事に加えてサプリメントとして0.4mgの葉酸を摂取することが推奨されています（日本人の食

事摂取基準. 厚生労働省2020)。

表10 葉酸を多く含む食品

食品名	1食分のめやす量	葉酸の量
鶏レバー	30g（1串）	0.39mg
豚レバー	30g（1串）	0.24mg
牛レバー	30g（1串）	0.30mg
納豆	50g（1パック）	0.06mg
菜の花	40g（3株）	0.14mg
ブロッコリー	50g（2房）	0.11mg
ほうれん草	60g（2株）	0.13mg
いちご	150g（中10粒）	0.14mg

（出典「日本食品標準成分表2020年版（八訂)」）

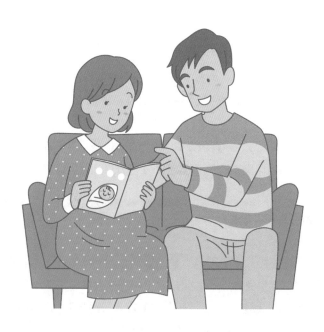

6 妊娠中の運動

**無理のない範囲でからだを動かし
気分をリフレッシュしましょう！
お産のときにもきっと役立ちます。**

1 からだを動かしましょう

適度にからだを動かすメリット

- 体力保持（お産や育児に体力は不可欠です）
- 血液循環・新陳代謝の促進
- 気分転換
- からだの柔軟性を保つ（お産のときにこれも重要です）
- 腰痛・便秘などの予防

こんなときは安静に！

- 張り止めの薬（子宮収縮抑制薬）を飲んでいるとき
- 医師から安静にするようにいわれたとき
- 出血があるとき
- お腹が張っているとき

おすすめの運動

- 散歩（歩きやすい靴で無理をせず、姿勢に気をつけて）
- マタニティースイミング（水泳）*
- マタニティービクス（エアロビクス）*
- 妊婦体操

*医師の許可をもらってから、専門の指導者に習ってください。

2 かんたん妊婦体操

深呼吸　●リラックス効果

①鼻からゆっくり息を吸う

②口からゆっくり息を吐く

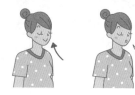

あぐら　●分娩の準備

①あぐらを組み、背筋を伸ばす

②ゆっくりとひざを床につける

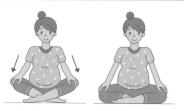

猫のポーズ　●腰痛・肩こり予防

①手とひざを床につき、肛門
　を引きしめる

②息を吸いながら頭を上げる

③息を吐きながら頭を下げて、
　背中を丸める

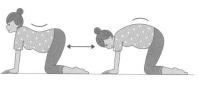

これを5回繰り返す

スクワット　●腰痛・こむらがえり予防

①背筋を伸ばし、反動をつけず
　にゆっくりとひざを曲げる

②ゆっくりと姿勢を戻す

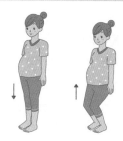

お尻歩き　●便秘予防

①ひざをまっすぐ伸ばして
床に座る

②お尻を左右交互に動かし
歩いていく

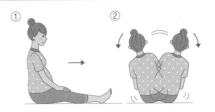

キーゲル体操　●尿もれ、痔の予防

①仰向けに寝てひざを立てる

②ゆっくり鼻から息を吸いながら肛門、腟、尿道を意識して引きしめて
いく

③ゆっくり口から息を吐きなが
ら力を抜いていく

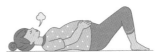

3　血栓予防体操

ベッド上安静の妊婦さん用

　飛行機内で同じ姿勢で長時間いたときにおこるエコノミー症候群と同じ
ように、長期間ベッド上で動かないでいると足などの血流が滞って、血栓
症を起こすことがあります。それを予防するために血栓予防体操を行い、
リスクを軽減する必要があります。

- 血栓予防体操として以下の①〜⑪をベッドに横になったまま、1日1
回行いましょう。
- 腹部の張りが強い日は、スタッフと相談してください。

①深呼吸（5回）

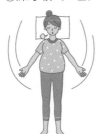

②背伸び（5回）

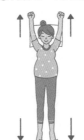

③足の底屈・背屈（10回）

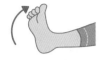

④足指の運度（10回）

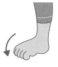

⑤膝の屈伸運動
（腹部に負担がかからないように10回）

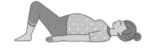

⑥横向きで膝を抱えて
　足首を回す運動（10回）

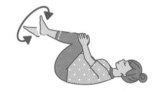

⑦足を交叉させる運動（10回）

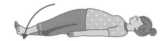
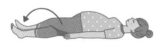

⑧下腿の揉みほぐし（30秒）

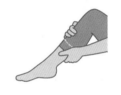

⑨横向き自転車こぎ運動
（腹部に負担がかからないように10回）

⑩背伸び（5回）

⑪深呼吸（5回）

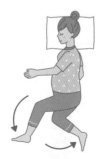

7 乳頭・乳房のお手入れ

私たちは母乳育児を推進しています。
妊娠末期になったら
乳頭・乳房のお手入れを始めましょう。

1 母乳には長所がいっぱい

● 母乳には、人工乳にはない優れた点がたくさんあります。

★母乳のここがいい！

【お母さんへのメリット】

- 産後の子宮の回復が早まる
- お母さんの体重が早く戻る
- 乳がん、卵巣がん、子宮体がんのリスクが低下する
- 将来の骨粗しょう症を減少させる
- 経済的ですぐに飲ませられる

【赤ちゃんへのメリット】

- 免疫物質を含んでいるので感染症にかかりにくくなる
- 必要な栄養素がバランスよく含まれている
- アレルギーの心配がない
- 肥満を防ぎ、神経の発達を促せる
- 小児がんのリスクが低下する

● 母乳がもつさまざまな効果は、母乳育児を長く続けるほど強くなることがわかっています。

弱点もあります

- お母さんが服薬した薬が母乳に移行する可能性があります。薬を飲んでいる方、処方してもらう方は医師に相談してください。
- 母乳中にはビタミンKが不足しているといわれています。ビタミンKの欠乏は赤ちゃんの脳出血などの原因になるので、入院中に赤ちゃんにビタミンKシロップを投与します。
- 母乳が、安定して出るようになるまでには出産後2～4週間かかります（個人差があります）。

★母乳が出なかったり、病気や服薬の関係で母乳をあげられなかったりする場合もありますが、人工乳（粉ミルクや液体ミルク）などでも問題はありません。安心して赤ちゃんにあげてください。

2 乳頭・乳房の変化

- 妊娠すると乳房が張ってきて、乳頭・乳輪の色が濃くなり、乳頭が大きくなります。
- 妊娠5か月ぐらいになると、乳腺が発達して少量の乳汁が出ることもあります。

3 出産前の乳頭・乳房のお手入れ（妊娠30週以降）

- 赤ちゃんが吸いやすい状態に乳頭の手入れをすることが大切です。
- 妊娠30週以降になったら、助産師の指導のもとで乳頭・乳輪部マッサージを始めましょう。
- 毎日、入浴時などに行うといいでしょう。

赤ちゃんが吸いやすい乳頭の形・硬さ

乳頭が突出していて柔らかい
（耳たぶぐらいがめやす）

乳頭・乳輪部マッサージの目的

● 赤ちゃんが吸いやすいように、乳頭・乳輪部を柔らかくする

● 乳頭・乳輪部の皮膚を強くする

● 乳かすや垢で汚れやすくなっているので、乳頭を清潔にする

★マッサージをしてはいけない場合

・安静にするようにいわれたとき

・子宮口が開いている、または開きぎみといわれたとき

・お腹が張っている、または張り止めの薬（子宮収縮抑制薬）を
　飲んでいるとき

・性器出血のあるとき

・合併症があって母乳を飲ませられないとき

乳頭・乳輪部マッサージの方法

● 左右合わせて1日1回1〜2分ずつ行います。

①刺激に敏感な乳頭先端を避け、親指、人差し指、中指の3本で乳首の
　根元をつまむ。

②4秒程度で指の位置を変えながら、ゆっくり圧迫する。

③乳頭、乳輪をつまみながら円を描くようにもみほぐす。

④乳首をつまみながら、前後させる。

● マッサージ前と比べて、乳頭・乳輪部が柔らかくなったと感じるまで行うとよいです。

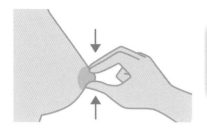

★マッサージをして、お腹が張ったり痛みがあれば、すぐに中止しましょう。

● 刺激しても乳頭が出ない場合は、乳頭吸引器で痛くない程度に乳頭を吸引する方法もあります。外来で相談してください。

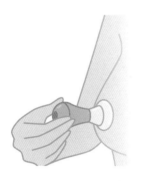

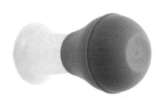

乳頭吸引器の例
（写真提供：ピジョン株式会社）

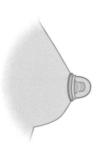

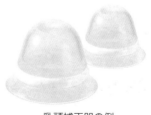

乳頭補正器の例
カネソン プチパッドα（S・Mサイズ）
（写真提供：カネソン株式会社）

①裂状乳頭：
<ruby>裂状<rt>れつじょう</rt></ruby>

先端に溝がある

②扁平乳頭：
<ruby>扁平<rt>へんぺい</rt></ruby>

突出していない

③陥没乳頭：
<ruby>陥没<rt>かんぼつ</rt></ruby>

引っこんでいる

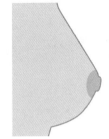
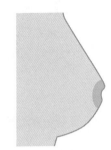

⇒①②③の方は外来で相談しましょう。

Memo

8 入院の準備

妊娠30週ぐらいになったら
いつでも病院に行けるように
入院の準備を始めましょう。

1 入院の準備をしましょう

入院手続き

- 昭和大学病院の場合、妊娠32～36週の間に入院の手続きが必要です。
  必要な書類は妊娠12週頃にお渡しします。
- 自分が出産する施設の手続きや費用を確認しておきましょう。

荷物の準備

- いざという時にあわてないように、入院に必要なものを準備して、バッグに詰めておきましょう。
- 装飾品ははずしておきます。ネイル、ジェルネイルは30週ぐらいに取りましょう。指輪もはずしておきます（指がむくんではずれなくなります）。
- 入院中の赤ちゃんに必要なものはすべて病院でご用意していますので、入院準備としてお持ちいただかなくていいです。

> ★分娩後に、お産セット（大きなナプキン類10枚程度、産褥ショーツ1枚）をお渡しします。
> ★貴重品や高額なお金は持参しないでください。

持っていくもの リスト

1) 書類

☐母子健康手帳　　　☐診察券　　　☐保険証

☐病院から渡されている説明文書、同意書類

☐市区町村から交付されている助成を受けるための受診票

☐出産育児一時金、出産手当金支給申請書類

2) 日用品

☐タオル（バスタオル、フェイスタオル）

☐パジャマ

☐生理用ショーツ（産褥ショーツでなくても可）

※出産直後は腹囲が元に戻らず、妊娠前のショーツがはけない
　ことが多いので注意しましょう。

☐ナプキン（生理用夜用サイズ、普通サイズ）

☐授乳用ブラジャー

☐母乳パッド（必要時）

☐履物（スニーカー等のかかとのあるタイプ）

☐洗面用具（シャンプー、リンス、ボディソープ、洗顔料等）

☐ティッシュペーパー

☐筆記用具　　☐時計　　☐テレビ用イヤホン

☐スマートフォン用モバイルバッテリー

3) 分娩時に便利なもの（必要に応じて）

☐ペットボトル用ストローキャップ

☐陣痛の間に飲食できる飲み物、軽食

☐マッサージできるもの（テニスボールや指圧用品等）

☐リラックスできるもの（アロマオイル、音楽プレイヤー等）

☐フリーショーツ（分娩中に使用する使い捨てショーツ）

4) 退院時に必要なもの（赤ちゃん用品）

☐肌着、ベビー服　　☐おくるみ　　☐ガーゼハンカチ

☐おむつ

2 お産が近いことを知らせるサイン

- 胃のあたりがすっきりし、食欲が出る
- 赤ちゃんが下がった感じがする
- 尿の回数が増え、1回の量が減る
- おりものが増え、おしるしがある
- お腹が時々硬くなって、軽い痛みを感じる
- 「陣痛かな？」と思う痛みが来たが、単発で、あとが続かない

★すぐにお産が始まるわけではありませんが、いつでも入院できるように準備をしておきましょう。

3 さあ、病院に電話しましょう

次のような状態になったら、すぐに病院に電話してください

- 陣痛が始まった——10分以内の間隔で繰り返す規則的なお腹の痛みが1時間以上続く
- 破水した——お水が流れる感じがする。尿もれか悩むときも
- 激しい腹痛、持続的な腹痛、異常な出血などがある
- 胎動がなくなった

★経産婦さんは出産までの経過が早くなりますので、早めに電話連絡をしてください。

妊婦さんがご自身で電話をかけ、次のことを伝えてください

①氏名

②分娩予定日、または妊娠週数

③何回目のお産か

④陣痛、破水、出血の状態

⑤病院までの所要時間（どうやって来るか）

⑥妊娠中の異常の有無

★病院のどこへ行けばよいか、電話で確認しましょう。

（病院によって連絡先が異なります。それぞれの病院の指示に従ってください）

外来時間内：産婦人科外来へ

時　間　外：産婦人科病棟へ、時間外受付から入るなど

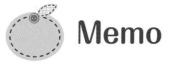 **Memo**

9 お産の進み方

区　分		分娩第1期	
	（準備期）	（進行期）	（極期）
子宮口の大きさ	規則的な陣痛開始 〜子宮口3cm	子宮口4〜7cm	子宮口8〜10cm
所要時間　初産婦		10〜12時間	
所要時間　経産婦		5〜6時間	
陣痛の間隔	8〜10分おき	5〜6分おき	2〜3分おき
陣痛の長さ	20〜30秒	30〜40秒	60秒
痛みの程度	★	★★	★★★
いきみの強さ			★★
胎児の状態	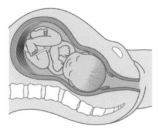		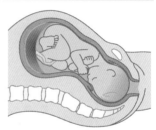
場　面	●お産は始まったばかり	●陣痛の合間はリラックス	●一番つらいところです ●がんばって！
呼吸の仕方	●普段どおりの呼吸を	●陣痛がおさまったら深呼吸	●いきみを逃がします 息を止めないで「フーフー」と息を吐きます
すごし方	●腹部や腰部のマッサージをしましょう ●入院のタイミングです	●楽な姿勢でいましょう ●音楽などで気分転換を ●眠たくなったら眠りましょう ●軽い食事と水分をとりましょう ●腰を温めましょう	●クッションを利用して楽な姿勢をとりましょう ●陣痛のないときは力を抜きます
立ち会いパパの役割	●入院の準備を一緒にしましょう	●マッサージをしてあげましょう ●陣痛がおさまったら手足をもんであげましょう	●陣痛がおさまったら水分を補給してあげましょう ●汗をふいたり励ましの声をかけましょう

分娩第2期	分娩第3期	分娩第4期
（娩出期）	（胎盤娩出期）	（胎盤娩出後2時間）
子宮口10cm〜誕生		
1〜3時間	5〜30分	
0.5〜1.5時間	5〜30分	
1〜2分おき		
60〜90秒		
★★★★	★	
★★★		

● もう少しで生まれます！ ● 誕生です！	● 胎盤娩出	● 早期母子接触 ● 家族と対面
● 陣痛に合わせて2回深呼吸 ● 大きく吸って息を止め、いきみます ● 頭が出たら「はっはっは」の呼吸		
● 助産師がリードします ● 陣痛がやわらいだときは、力を抜いて次の陣痛にそなえます	● 胎盤が出るまでお腹が痛みます ● 力を入れずリラックス	
● 一緒に呼吸をして、上手にいきめるようリードしましょう ● 赤ちゃん誕生の喜びを分かち合いましょう	● 「がんばったね」と労をねぎらってあげましょう	● そばにいてあげましょう

1 お産の進み方を知っておきましょう

- 前ページにお産の進み方を簡単に示しました。
- あらかじめお産の経過を頭に入れておくことは、むだな体力の消耗を避け、陣痛を乗りきるために大変有益です。
- お産に立ち会う予定のパートナーは事前学習しておいてください。
- 医師・助産師をはじめとする病院スタッフも万全のケア体制で対応しますので、安心してお産に臨んでください。

2 分娩後のスケジュール

- 自分が出産する施設の方針やスケジュールについて、確認しておきましょう。
- 出産後は、おおむね5日間は母子ともに病院ですごしていただきます。
- 異常がなければ、お母さんは2時間ほど安静にし、その後は徐々に歩いたりできるようになります。
- 初めての授乳は、赤ちゃん誕生のおよそ8時間後となります。

表1 分娩後のスケジュール（昭和大学病院）

	分娩当日	1日目
処置・検査	分娩2時間観察	創の消毒
歩行・入浴	分娩後2時間ほどで初めてトイレまで歩きます	シャワー浴
指導		授乳指導
赤ちゃん		
授乳	生後8時間で授乳をします	

- 初産婦さんも自信をもって赤ちゃんの世話ができるように、退院までの間に、授乳やおむつ替え、沐浴の方法などの指導があります。

3 ドライテクニックについて

- 生まれたての赤ちゃんの皮膚は、「胎脂」というバターのような油で守られています。
- これまでは産湯や沐浴でこの胎脂を洗い流していましたが、生後1週間ほどは赤ちゃんを沐浴させずに、着替えとおへその消毒だけにとどめる方法（これをドライテクニックといいます）が行われます。

★詳しい解説は、「第3部 たのしい子育て」をご覧ください。

沐浴指導

- 退院前にお母さんに赤ちゃんの沐浴をしていただきます。
- 沐浴方法は、個別に助産師・看護師が指導します。

2・3日目	4日目	5日目
尿検査・血液検査	抜糸・退院診察	退院（11時までに）
シャワー浴	シャワー浴	シャワー浴
沐浴指導 個別でも沐浴が行えます →		退院指導
調乳指導 哺乳瓶の消毒方法・ミルクの作り方など →		
	← 退院診察 →	先天性代謝異常 検査（採血）
赤ちゃんの欲しがるときにあわせて授乳を行います →		

10 妊婦さんのための制度

1 出産育児一時金・出産手当金

- 出産後、医療保険（健康保険や国民健康保険など）から出産育児一時金や出産手当金などが支給されます（支給方法は変更される可能性があります）。

> ★妊婦健診・分娩にかかる費用を確認しましょう
> - 妊娠・出産は病気ではないので、妊婦健診や分娩は自費診療になります。
> - ただし妊婦健診については母子健康手帳の補助券が使えます。
> - 異常があって検査や処置が行われた場合の妊婦健診料は、保険診療の対象となります。
>
>   ＊分娩料金は事前に確認しておきましょう。

2 働く妊婦さんのための制度

- 妊娠・出産・育児期間には以下のような制度があります。
- 仕事の内容や体調に合わせ、事業主に申請することで利用できます。
- 手続き方法などを事業主に確認し、上手に活用しましょう。

妊婦健診などを受けるための時間の確保
- 勤務時間内に通院のための時間を取ることができます。

母性健康管理指導事項連絡カードの活用
- 医師から受けた指示を事業主に伝える書類です。

- カードの内容は母子健康手帳に掲載されています。
- 「指導事項を守るための措置申請書」として使用できます。
- つわり・妊娠高血圧症候群・切迫流産・切迫早産などの場合に利用しましょう。

通勤緩和・休憩の配慮

- 時差通勤、勤務時間の短縮、通勤経路の変更などの対応をしてもらうことができます（産後1年未満も同様）。
- 休憩時間の延長、休憩回数の増加、休憩時間帯の変更などは医師からの具体的な指導がなくても申請することができます。

時間外・休日労働、深夜業の制限

- 請求すれば時間外・休日労働、深夜業は免除されます（産後1年未満も同様）。

業務の軽減・制限

- 担当業務が負担となる場合は、他の軽易な業務に変えてもらうことができます。
- 妊産婦は、妊娠・出産・哺育などに有害な業務*に就くことはできないことになっています（産後1年未満も同様）。

*たとえば、重い物を取り扱う仕事、外回りなど連続歩行の仕事、常時全身運動を伴う仕事、頻繁に階段の昇降が必要な仕事、お腹を圧迫するなど不自然な姿勢でする仕事、全身の振動を伴う仕事など

産休（産前休業・産後休業）

- 母親のみ取得が可能です。
- 出産予定日の6週間前（双子以上の場合は14週間前）から取得できます（任意です）。出産日は産前休業に含まれます。産後は原則8週間、就業禁止です（ただし、産後6週を経過し、本人が希望、申請し、医師が問題なしと認めた業務は6週でも可）。

第1部

10

妊婦さんのための制度

Column 産科医療補償制度

　この制度は、出産の際に何らかの理由で重度脳性麻痺となった赤ちゃんとそのご家族のことを考えて作られた仕組みで、2009年1月に始まりました。

1. 制度の目的

目的1：分娩に関連して発症した重度脳性麻痺児とその家族の経済的負担を速やかに補償します。

目的2：脳性麻痺発症の原因分析を行い、同じような事例の再発防止に資する情報を提供します。

目的3：これらにより、紛争の防止・早期解決および産科医療の質の向上を図ります。

2. 補償の対象

　本制度に加入する分娩機関の管理下で分娩され出生体重にかかわらず在胎28週以上で出生した児※に、身体障害者等級の1級または2級に相当する重度脳性麻痺が発症し、運営組織が補償の対象として認定した場合、補償の対象となります。ただし、先天性要因等の除外基準によって発生した脳性麻痺については、補償対象として認定されません。

※これまでは出生週数の区分や出生体重により補償対象が細かく分かれていましたが、2022年1月1日以降に出生した児については、在胎週数28週以上に出生した児すべてが補償対象基準を満たすことになりました。

3. 補償の金額

　補償内容は、看護・介護を行う基盤整備のための資金（準備一時金、1回600万円）と、毎年定期的に支給される看護・介護費用（補償分割金、20回120万円/年）です。

4. お問い合わせ先：産科医療補償制度 専用コールセンター

　📞 0120-330-637 受付時間 午前9時～午後5時

　（土日祝日・年末年始を除く）

- 1歳未満の子を育てる父親・母親は育児休業を取ることができます。要件に該当する場合に、取得することができます。
- 期間：1歳の誕生日の前日までの間で、申し出た期間
- 産後パパ育休では、育児休業とは別に子の出生後8週間以内に4週間まで取得できます（p.68参照）。
- 取得の要件、取得の期間や回数、取得するための申請時期などについては、就業されている事業所へご確認ください。

★質問・相談は、最寄りの公共職業安定所（ハローワーク）へ！

「両親学級」のご案内

　それぞれの施設で、妊婦さんを対象とした「両親学級」が開催されています。名称や対象、内容もさまざまです。パートナーも一緒に受講できるクラスもあります。

　とくに初産婦さんには受講をお勧めします。

　それぞれの施設で、内容や開催頻度、回数、予約が必要か否か、受講料などが異なりますので、スタッフに聞いてみましょう。

表1　両親学級のプログラムの一例

クラス名	プログラム（3時間程度）
妊　娠	❶妊娠中の心と身体　❷妊娠中のすごし方　❸病棟見学
お　産	❶ディスカッション　❷お産について　❸先輩ママの話 ❹産科医師の話　❺入院の準備・持ち物
育　児	❶ディスカッション（赤ちゃんのいる生活） ❷ママはパパのサポートが必要・援助してほしいこと・したいこと ❸沐浴、おむつ交換、抱っこ ❹小児科医師の話　❺おっぱいの話

※内容は施設において異なりますので、それぞれご確認ください。

第1部

10

妊婦さんのための制度

●持ち物・服装

飲み物、母子健康手帳、『改訂5版　安心すこやか妊娠・出産ガイド』
（この本！）、診察券、筆記用具

動きやすい服装で参加しましょう。

地域の保健相談センターなどでも両親学級を開催しています。お住まい
の地域の情報も確認してみましょう。

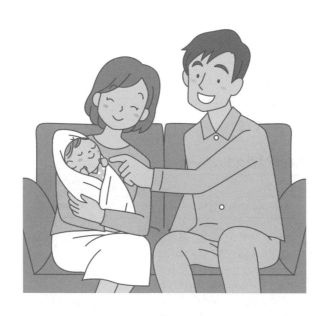

両親学級動画をご活用ください

　新型コロナウイルス感染症の影響で、母親学級や両親学級は一部の地域で中止されているところがあります。そんなお母さん・お父さんのために、昭和大学附属病院の助産師が、いつでも・どこでも・繰り返し見て、学ぶことができる両親学級動画を作成しました。

　安心して妊娠・分娩・育児期を過ごすことができるよう、ぜひご家族で一緒にご視聴ください。

①妊娠中の身体と体調の変化

②パパの役割編

③妊娠中の栄養と身体づくり

④分娩クラス

⑤初めまして赤ちゃん

⑥母乳クラス

⑦赤ちゃんとの生活について～育児と沐浴～

[動画作成者]
昭和大学看護キャリア開発・研究センター長　増田千鶴子
昭和大学助産学専攻科／保健医療部看護学科　上田邦枝
昭和大学病院看護部　平川真由美
昭和大学病院総合周産期母子医療センター　髙橋多香子　佐々木佑　山田千絵
昭和大学江東豊洲病院　宮田幸子　古澤真理
昭和大学横浜市北部病院　川嶋昌美　登坂有紀子
昭和大学横浜市北部病院こどもセンター　村瀬正彦
昭和大学藤が丘病院　前田うづみ　松岡恵美　東川亜希

第1部
10
妊婦さんのための制度

付録　母体の変化と胎児の発育

区　分	妊娠初期															
妊娠月数	第1月				第2月				第3月				第4月			
妊娠週数	0	1	2	3	4	5	6	7	8	9	10	11	12	13	14	15
お腹の様子																
胎児の成長		●受精卵が子宮に着床し、妊娠成立！			●器官の形成が始まる ●心臓が拍動を始める				●人の形になる ●手・足・指ができる ●ほとんどの器官が形成される				●胎盤が完成する ●産毛が生えてくる			
胎児の身長					1.5cm				1.5〜4.5cm				5〜11cm			
胎児の体重					5g				5〜25g				30〜120g			
母体の変化		●最終月経			●基礎体温の高温相が続く ●おりものが増える ●つわりが始まる ●乳房の張りを感じる ●尿の回数が増える				●鼠径部がつれたり、下腹が張る感じがする ●便秘や下痢になることも				●頻尿がやわらぐ ●乳輪の色が濃くなる ●唾液にねばりが出る			
生活の心得					●産婦人科で妊娠の確認 ●健診予約・分娩予約を取る ●薬を服用中の人は産科医に相談を ●つわり対策				●重労働や下腹に力が入るような仕事は避ける ●仕事をしている人は無理をしない				●つわりが終わったら偏食をしないように ●歯科検診に行く			

備考
- 出血や下腹部痛がある場合は診察を受けましょう。
- 他科を受診する際は妊娠中であることを医師に伝えましょう。
- かぜの予防に努め、ひいてしまったらよく休みましょう。

				妊娠中期							
第5月				第6月				第7月			
16	17	18	19	20	21	22	23	24	25	26	27

● 髪の毛・眉毛・爪が生えはじめる ● 足を曲げたり伸ばしたりする ● 眼球運動・呼吸様運動が始まる	● 皮下脂肪がつきはじめる ● 聴覚などの感覚機能が発達しはじめる	● 臓器の機能が発達してくる
20〜25cm	28〜30cm	32〜37cm
150〜250g	300〜650g	700〜1,100g
● 子宮がおへそのあたりまで上がってくる ● 乳房が大きくなる	● 胎動をはっきり感じる ● 乳汁がにじむことも ● 便秘になりやすい	● お腹の張りを感じることがある ● ふくらはぎ・太もも・外陰部に静脈瘤ができることも ● 子宮で胃が圧迫され胸がつかえる
● マタニティースイミングはこの時期から（スクールによっては診断書が必要） ● 貧血・高血圧の予防に、バランスのよい食事を	● 太りすぎに注意 ● めやすは1週間に500g以内 ● からだをしめつけないルーズな服装を	● 早産に注意 ● お腹が張るときは安静に ● パーマはこの頃までに

● 喫煙は赤ちゃんの成長に悪い影響を及ぼします。禁煙し、お酒もひかえましょう。

区　分	妊娠後期			過期産
妊娠月数	第8月	第9月	第10月	
妊娠週数	28　29　30　31	32　33　34　35	36　37　38　39	40　41　42　43
お腹の様子				
胎児の成長	●肺の機能が成熟してくる ●睡眠のリズムができはじめる	●皮下脂肪が増えて体重が増加する ●顔の産毛が消える	●子宮外での生活の準備が整う ●目を開けたり閉じたりできる	
胎児の身長	38〜42cm	43〜46cm	47〜50cm	
胎児の体重	1,200〜1,700g	1,900〜2,400g	2,600〜3,200g	
母体の変化	●腰痛・動悸・息切れが起きやすい ●妊娠線ができる ●乳輪・下腹・外陰部に色素が沈着して黒ずんでくる	●不規則なお腹の張りを感じる ●こむらがえりや足のつけ根が痛くなる ●動悸・息切れがしたり、肩で呼吸するようになる	●お腹がよく張る ●尿の回数が増える ●おりものが増える ●胃の圧迫感がとれる	●出産・後産（胎盤の娩出） ●過期産の場合、胎盤の機能が低下することがある
生活の心得	●お産入院の準備開始 ●お腹が張るときは横になって休む ●高血圧の予防に塩分・糖分をひかえる ●昼寝をして、1日15分以上は歩く	●入院の手続きをする ●産休はこの時期から	●お産準備の最終確認 ●荷物の整理 ●育児用品の確認 ●陣痛・破水・多めの出血・激しい腹痛のときは病院に電話を！	

備考 ●妊娠中は精神的に不安定になりがちです。気分転換をはかりましょう。
または医師や助産師に相談してみてください。

114

第2部
妊娠中の検査と病気

　妊娠と出産は生物としての自然な営みですが、人間の場合、それにはさまざまな病気がついてまわり、時には母児に危険を及ぼすことがあります。人間が直立歩行を始めたこと、脳が発達して頭が大きくなりすぎたこと、複雑な社会生活を送っていることなどがその原因といわれています。

　しかし、近年の医学の進歩は妊娠と出産に伴う危険を著しく減少させました。今日では、相当重い産科異常でもきちんと管理することで元気な赤ちゃんを出産することができます。それは、妊娠中の検査でさまざまな病気などが早く診断されるようになったからです。

　「第2部 妊娠中の検査と病気」では、それらの検査と妊娠中や分娩中の病気について説明します。いろいろな病気のことが書かれていますが、過剰に心配することはありません。検査の意味や妊娠中の病気について少し詳しく知りたいときに、また異常を指摘された人は、その部分を読んで理解を深めてください。それでもわからないことがあるときはいつでも担当医師や助産師に質問してください。喜んで皆さんの疑問にお答えいたします。

医師・助産師・看護師一同

1 検査で異常が見つかった方へ

1 血糖値測定

　血糖値測定は妊娠糖尿病の早期発見のために実施されます。妊娠糖尿病になるとお母さんにも赤ちゃんにも悪影響が出ますので、血糖値測定で異常がみられた方は、食事療法やインスリン治療で血糖値をしっかりコントロールする必要があります。

妊娠糖尿病とは

　妊娠中に見つかった血糖の調節異常のことです。これには妊娠してから発症したものと、今まで見つかっていなかったものとが含まれています*。

　日本では約8.5%の妊婦さんに妊娠糖尿病が見つかります**が、その頻度は増加傾向にあります（表1）。これに妊娠前から糖尿病を発症している人を加えると、血糖値の管理が必要な妊婦さんはもっと多くなります。

表1 妊娠糖尿病になりやすい妊婦さん（発症のリスク因子）

- 高年妊娠
- 肥満妊婦
- 糖尿病の家族歴がある
- 尿糖の陽性が続く
- 既往妊娠歴
  - ⇨妊娠糖尿病があった
  - ⇨大きな児を出産した
  - ⇨妊娠高血圧症候群があった
  - ⇨原因不明の流産・早産・死産がある
- 現在の妊娠
  - ⇨羊水過多がある
  - ⇨妊娠高血圧症候群がある

*妊娠中の糖代謝異常は「妊娠糖尿病」「妊娠中の明らかな糖尿病」「糖尿病合併妊娠」に分類されます。

**2010年より新しい国際基準にもとづいて管理が行われています。

血糖値管理の重要性

妊娠糖尿病になると、お母さんと赤ちゃんの双方に多くの合併症（そのために起こる病気）が起こります。

合併症として、母体では網膜症などの目の病気、冠動脈疾患などの心臓の病気、妊娠高血圧症候群、羊水過多症、流産・早産などが起こりやすくなります。また、妊娠糖尿病になった人は、出産後に血糖値が正常に戻っ

表2 血糖値の見かた

	検査の種類	正常値	
妊娠初期	随時血糖値測定	随時血糖値	100mg/dL未満
妊娠中期	50g糖負荷試験	60分後血糖値	140mg/dL未満
	随時血糖値測定	随時血糖値	100mg/dL未満

上記スクリーニング検査で異常値が出た場合は75g経口ブドウ糖負荷検査を行う。

表3 妊娠糖尿病の診断基準

検査の種類	診断基準	
75g経口ブドウ糖負荷試験（75g OGTT）	空腹時血糖値	92mg/dL以上
	1時間後血糖値	180mg/dL以上
	2時間後血糖値	153mg/dL以上

上記1項目以上に該当すると妊娠糖尿病と判定される。

表4 「妊娠中の明らかな糖尿病」に分類される基準

1. 空腹時血糖値126mg/dL以上

2. HbA1c（グリコヘモグロビン）値6.5%以上

随時血糖値200mg/dL以上あるいは75g経口ブドウ糖負荷検査 2時間値200mg/dL以上の場合は、妊娠中の明らかな糖尿病の存在を念頭におき、1または2の基準を満たすかどうか確認する。

表5 妊娠糖尿病の合併症

- お母さん：網膜症、冠動脈疾患、腎炎、神経障害、低血糖、妊娠高血圧症候群、羊水過多症、将来の糖尿病発症など
- 赤ちゃん：奇形、流産・早産、巨大児、胎児発育不全、新生児低血糖、呼吸窮迫症候群、高カルシウム血症、将来の糖尿病発症など

ても、将来、糖尿病を発症する可能性が高くなります。

妊婦の糖尿病によって赤ちゃん側に起こる代表的な病気（合併症）は形態異常です。妊娠初期の血糖値と形態異常発生率にははっきりとした相関があります（HbA1cが6.4〜7.3％では5.4％、7.4％以上では17.4％と形態異常発生率は上昇する）。その他、巨大児（出生体重4,000g以上）になったり、逆に発育不全になったりします。生まれた後も新生児低血糖などの合併症が多く起こります。赤ちゃんも将来、糖尿病になりやすいことが報告されています。

このような理由から、糖尿病の患者さんが妊娠を考えるときは、厳重に食事療法などの血糖値管理を行い、血糖値がコントロールできるようになってから計画的に妊娠するのが良いといわれています。同じように、妊娠してから、妊娠糖尿病と診断された方も、これらの合併症を予防するために、しっかりと血糖値を管理する必要があります（p.195「妊娠糖尿病」参照）。自分自身の将来のため、そして赤ちゃんのために、血糖値管理をがんばりましょう。

2 不規則抗体検査（間接クームス試験）

お母さんの血液中に不規則抗体があると、それが胎盤を通過して赤ちゃんに移行し、赤ちゃんが貧血になったり、分娩時の出血などで輸血をする際に問題が起こることがあります。この検査で不規則抗体が見つかった場合には、さらにその抗体の性質（特異性）や量（抗体価）を調べて対策を講じます。

不規則抗体とは

　血液型とは赤血球の表面にある抗原（蛋白）のタイプのことで、ABO式のほかにも多くの種類があります。赤血球の表面には規則抗体というものがあって、その抗体は自分とは違う型の血液が入ってきた場合に、自分の赤血球にはない特定の抗原と結合して、その血液を壊す働きをしています（A型の人はB型抗体を、B型の人はA型抗体を、O型の人はAB両方の抗体を持っています。AB型の人は規則抗体を持っていません）。このために輸血の際には血液型を適合させる必要が出てきます。

　不規則抗体というのは、特定の抗原と結合する規則抗体とは異なり、自分の赤血球にはない抗原と結合し、血液を壊す抗体です。もし、この不規則抗体を持つ人が輸血を受けると、この抗体が反応して輸血された血液（赤血球）が壊される可能性があります。

　先天的に不規則抗体を持っている人もいますが、多くは過去の輸血や妊娠・分娩時に赤ちゃんの血液にふれることによる反応（感作）で作られます。妊婦さんの1〜2％に検出されます。

不規則抗体IgGの場合

　不規則抗体が検出された場合は、抗体の種類・特異性をさらに調べます。不規則抗体の種類によっては、赤ちゃんの貧血の原因になりやすいものがあることが経験的に知られているからです。

　不規則抗体のうち、IgM抗体は胎盤を通過しませんので赤ちゃんへの影響はありませんが、IgG抗体の場合は胎盤を通過して赤ちゃんへ移行し、赤ちゃんの赤血球を壊して貧血を起こすことがあります。また、IgG抗体の中でも赤ちゃんに貧血を起こしやすいものと起こしにくいものがあることがわかっており、その種類・特異性によって妊娠中の管理が異なってきます。

　IgG抗体の場合は妊娠中に数回、IgG抗体の量（IgG抗体価）を測定します。抗体価が低く、妊娠中に上昇しなければ問題を起こすことは少ないと考えられます。しかし、抗体価がもともと高い場合や上昇する場合に

は、赤ちゃんが貧血になり、重症化して胎児水腫、胎児死亡につながることもありますので、厳密な管理が必要になります。

　不規則抗体を持つ方は、もう1つ問題を抱えています。それは輸血が必要となった時に、不規則抗体に反応しない血液を使う必要があることです。事前に輸血が必要であるとわかっている場合は、適合する血液を準備することができます。しかし、通常の分娩時などで起こる突発的な出血に際し、そのような特殊な血液を用意することは不可能ですので、完全に適合する血液ではなくても使用せざるをえません。このような状況になった時は、医師から再度説明があります。

3 風疹抗体検査

　風疹ウイルスへの免疫があるか、妊娠初期に感染した可能性があるかを調べる検査です。妊娠初期に風疹にかかると、赤ちゃんの先天性疾患の原因となることがあります。

風疹とは

　風疹は小児期に多くかかる病気で、感染すると2〜3週間の潜伏期間をおいて発熱と赤いポツポツ（発疹）が現れ、3日ほどで自然に治ります。大人になってから感染すると重症化することがありますが、反対に症状が現れず、感染しても気づかない場合もよくあります。1回感染すると免疫ができるので、その後は基本的に風疹にはかかりません。

妊娠中に風疹に感染すると

　妊娠初期から24週頃までの時期に風疹にかかると、赤ちゃんが先天性風疹症候群を発症する可能性があります。先天性風疹症候群とは、赤ちゃんが先天的に白内障や緑内障などの目の病気、難聴などの耳の病気、心臓

病（心臓の形態異常）などになる病気です。しかし、ほとんどの人は風疹にかかったことがあるか予防接種を受けているので、とくに心配はいりません。ただ、まれに抗体を持っていない場合や気づかずに妊娠初期に感染する場合がありますので、この検査が必要になります。

抗体価（HI法）が陰性または16倍以下の方

　風疹の免疫がないかきわめて弱いため、風疹にかかる可能性があります。妊娠中に予防接種を受けることはできないので、妊娠中、とくに24週頃までの間、風疹にかからないように次の対策をとってください。

①同居のご家族（お子さんを含む）の中で風疹の予防接種を受けたことがない人、受けたかどうかよく覚えていない人がいたら、近所のクリニックで予防接種を受けてもらってください。ご家族が予防接種を受けても、あなたの妊娠に影響することはありません。

②人混みや子どもの多い場所にはなるべく行かないようにしましょう。

③妊娠中に皮膚に赤い斑点（ポツポツ）が出た場合や風疹の人と接した場合はすぐに産婦人科を受診し、感染したかどうか検査を受けてください。検査は複数回必要で、最終的な結果が出るまでに1か月ほどかかります。

　検査で抗体がない場合でも、風疹が流行しておらず、あなたに風疹の症状がなく、まわりに風疹患者がいなければ、赤ちゃんに風疹の影響が出ることはまずありません。また、妊娠24週以降に風疹にかかった場合は、赤ちゃんが先天性風疹症候群になることはありません。

　なお、出産後はすぐに風疹の予防接種を受けましょう。授乳中でもさし

表6 風疹（HI法）検査の結果の意味

16倍以下	免疫がないか弱いので、妊娠24週頃までは感染しないように注意してください。
32倍、64倍、128倍	免疫があるので、感染する可能性はほとんどありません。
256倍以上	最近感染した可能性があるので、精密検査が必要です。

*検査値は8、16、32…と倍、倍の数で出ます。途中の数値はありません。

つかえありません。産後の入院中に接種することもできます。ワクチンにより免疫がつく確率は95％以上です。

抗体価32～128倍の方

　風疹の免疫があるので通常は風疹にかかりません。しかし、まれに風疹になることがあります。妊娠中に皮膚に赤い斑点（ポツポツ）が出た場合や、風疹にかかっている人と接した場合は、担当医に相談してください。

抗体価256倍以上の方

　風疹に対する免疫があるのですが、最近、感染した可能性が否定できません。風疹IgM抗体などの精密検査を行い、妊娠初期の感染かどうかを確認する必要があります。

風疹IgM抗体が低力価で陽性だった方

　人がウイルスに感染すると、からだを守るためにウイルスを退治する抗体が血液の中に作られます。最初の検査で測定する風疹HI抗体は、いったん作られると長期間一定量を保ちますので、感染の時期はわかりません。一方、精密検査で測定する風疹IgM抗体は、通常、症状が出てから10日前後まで増え続け、その後は徐々に減って3～4か月で検出されなくなります（**図1**）。

　つまり、精密検査で風疹IgM抗体が陰性であれば4か月以上前の感染であり、陽性であれば4か月以内の感染であることがわかります。4か月以内の感染でも、妊娠前2～3か月前の感染の可能性もありますので、間隔をあけて抗体価を測定し、最近の感染かどうかの判断をします。しかしながら、風疹感染が起こったのち、少量のIgM抗体が持続的に検出され続けることがあります。このような場合も別の方法で検討すると、70％以上は妊娠以前に感染し、その影響が残ったもので、赤ちゃんの先天性風疹症候群の原因にはならないことがわかっています。

　また、感染していないはずなのに風疹IgM抗体陽性を示す人が1％以下

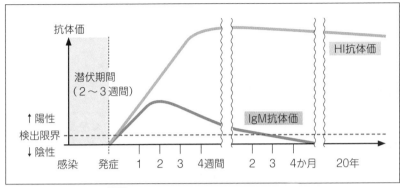

図1 風疹HI抗体価とIgM抗体価の変化

の頻度でいるといわれていますが、このような人から生まれた赤ちゃんに風疹の影響のあったケースは報告されていません。

　詳しい説明をお聞きになりたい方は、産科外来等で詳しく相談することができます。

出産後の風疹ワクチン接種

　風疹抗体を持たない、または抗体値が低い妊婦さんには、出産後、風疹ワクチンの予防接種をお勧めしています。風疹ワクチンの副作用はゼロではありませんが、次の妊娠の初期に風疹にかかってしまった場合や自分がかかって他の妊婦さんにうつしてしまった場合の影響の重大さを考えると、接種が勧められます。なお、妊娠中の接種はできません。

　風疹ワクチンは安全性の高い薬ですが、次のような副反応があります。

①成人が受ける場合、関節が腫れる頻度が小児に比べてやや高いといわれています。一時的なもので通常数日から1週間程度で自然に治ります。

②時に発熱、発疹、リンパ節の腫れなどの症状、接種した場所の発赤・腫れを生じることがありますが、一時的なもので数日中に消失します。

③100万人に1人ぐらいの割合で、血小板減少性紫斑病という状態になり入院治療を要することがありますが、実際に風疹にかかるほうが頻度も高く重症です。

④まれに重いアレルギーを起こすことがあります。したがって、接種後少なくとも30分間は全身状態を注意して観察する必要があります。

4 B型肝炎（HBs抗原）検査

お母さんがB型肝炎ウイルス（HBV）に感染しているかどうかを調べる検査です。感染がわかれば、赤ちゃんへの感染予防策をとります。出生直後からの対策でほぼ確実に母子感染を防ぐことができます。

B型肝炎とは

HBVが肝臓で増殖し、肝臓の細胞を壊す病気です。大人になってから感染した場合、大部分は一過性の感染で、抗体が作られて治癒しますが、まれに重篤な劇症肝炎になることがあります。

問題となるのは新生児と乳幼児期の感染で、主に分娩時に産道でウイルスに曝露されて起こります。赤ちゃんは免疫力が弱くウイルスを排除するだけの抗体を作れませんので、ウイルスを体内に取り込んだままキャリア（保菌者）となります。キャリアとなっても十数年は肝炎を発症せずに経過します（ただし他人への感染力はあります）。しかし、大人になり免疫

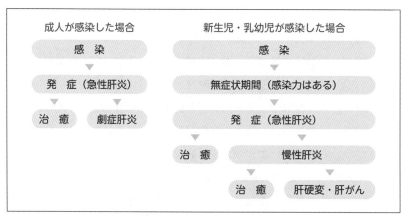

図2 B型肝炎の自然経過

力が高まると、それまで共存していたウイルスを排除する現象が起きます。これが肝炎の発症です。ウイルスはまれに完全に排除される場合もありますが、大部分はウイルスの遺伝子に変異が起こり、姿かたちを変え、免疫機構を逃れた状態で再び共存しはじめます。しかし再度の共存がうまくいかず、その後も肝炎が何年も続くと肝細胞の破壊が続き、肝硬変や肝がんになることもあります。

HBs抗原とHBe抗原

妊婦健診の検査ではHBs抗原の有無を調べます。HBs抗原陽性であればウイルスに感染していることになりますので、現在の状態を評価するために二次検査でHBs抗体、HBe抗原、HBe抗体を調べます（図3）。また、肝機能検査で肝臓の状態を評価します。AST、ALTは肝細胞の中にある酵素で、肝細胞が壊されると血液中に流れ込み血中濃度が上昇するため、肝炎の程度を知る指標となります。

わが国のHBs抗原陽性と判断された人のほとんどはHBキャリアであり、母子感染対策を行わないと30%の児はキャリアになることが知られています。HBe抗原が陽性であった場合はウイルスが活動中ですので、そのままでのキャリア化率は80〜90%となりますが、HBe抗体が陽性であれば、母子感染が起こる可能性は約10%に下がるといわれています。

母子感染予防

母体がHBs抗原陽性の場合の母子感染対策としては、出生直後（12時間以内が望ましいが、もし遅くなった場合も生後できる限り早期に行う）に、抗HBsヒト免疫グロブリン1mL（200単位）を2か所に分けて筋肉注射して感染予防を行うとともに、B型肝炎ワクチン0.25mLを皮下注射し、赤ちゃん自らに抗体を作らせるように促します。その後、生後1か月および生後6か月の時点で、B型肝炎ワクチン0.25mLの皮下注射を2回行います。この予防対策により母子感染をほぼ防止できます。

その後は、生後9〜12か月を目安に赤ちゃんのHBs抗原とHBs抗体の

抗 原 （ウイルスに由来する成分）		抗 体 （抗原を攻撃するために からだが作り出した物質）
HBs 抗原：B型肝炎ウイルスの表面にあるタンパク ● HBs 抗原（＋）：体内にウイルスがいることを示す。 ● HBs 抗原（－）：現在、B型肝炎に感染していないことを示す。		HBs 抗体：HBs 抗原に対抗して感染力を下げる働きをする ● HBs 抗体（＋）：過去に B 型肝炎にかかったかワクチン接種を受けたかのどちらかの理由で、免疫のある状態であることを示す。
HBe 抗原：肝臓でウイルスが増殖する際に作られ、血液中に流れ出てくるタンパク ● HBe 抗原（＋）：ウイルスが肝臓で増殖していて、今も強い感染力を持っていることを示す。		HBe 抗体：HBe 抗原に対抗して感染力を下げる働きをする ● HBe 抗体（＋）：HBe 抗原に対して免疫ができつつあることを示す。感染力は比較的弱いと考えられる。

図3 B型肝炎の抗原と抗体の関係

検査を実施し、母子感染を防止できたかどうかの確認を行います。HBs抗体の産生が弱い場合には追加でのB型肝炎ワクチンの接種が行われます。また、HBs抗原陽性の場合には、母子感染が疑われますので、専門医による管理が必要になります。

　なお、HBVは母乳で感染することはないと考えられますので、授乳できます。

HBVの感染防止のための定期接種化

　HBVの赤ちゃんへの主な感染経路は母子感染であり、約4割を占めます。残りの6割が乳児期から小児期の人から人への水平感染です。その水平感染を防止することを目的に、すべての赤ちゃんに予防接種を行うことで、HBキャリアを減らし、わが国の慢性肝炎、肝硬変、肝がんの削減を目指して生後2か月、3か月、7〜8か月の3回、B型肝炎ワクチンをすべての赤ちゃんに行うことになりました（2016年10月より）。

　従来から母親がHBキャリアの場合、出生後早期に抗HBヒト免疫グロ

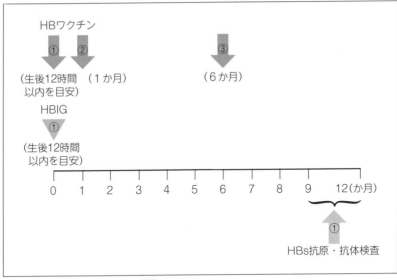

図4 母子感染予防の方法

> ### Column 抗HBsヒト免疫グロブリンとは
>
> ワクチンを接種することで、からだの中で抗体が作られ、その抗体が、あとから入ってくる本物の病原体を迎え撃つことになります。しかし、抗体ができるまでには時間がかかります。母子感染の場合、赤ちゃんは出生と同時に感染の危険にさらされるため、それでは間に合いません。そのため、通常のHBワクチンの他に、抗体そのものを多量に含んだ抗HBsヒト免疫グロブリンを出生後に赤ちゃんに投与することで、ウイルスの除去をめざします。

ブリンを投与するとともに、B型肝炎ワクチンの初回投与を行います（0か月）。この赤ちゃんにはB型肝炎ワクチンを生後1か月、6か月にも2回追加投与しますが、同居者、特に父親がHBキャリアの場合には、母親の場合と同様にB型肝炎ワクチンを生後0か月、1か月、6か月の3回投与することが推奨されています（父親がキャリアの場合にはHBヒト免疫

グロブリンの投与は不要）。家族にHBキャリアがいる場合には、医師にご相談ください。

パートナーへの感染予防

妊婦さんがHBキャリアでパートナーが未感染の場合、HBVがパートナーに感染して劇症肝炎を引き起こすことがありますので、パートナーはHBワクチンを接種してください。とくに妊婦さんがHBe抗原陽性の場合はワクチン接種が重要です。パートナーがHBワクチン接種を希望される際は医師にご相談ください。ワクチン接種前にHBs抗体を調べます。すでにHBs抗体があれば接種の必要はありません。

同居の家族については、かみそり・歯ブラシ・生理用品などをきちんと管理・処理すれば、通常、感染はないといわれています。

Column HBVの胎内感染予防

HBVの母子感染のほとんどは分娩時に起こることが知られていますが、まれに胎内感染（妊娠中の感染）を起こすことが知られており、HBe抗原陽性者やHBウイルス量検査（DNA検査）でウイルス量が多い妊婦さんで母子感染のリスクがあるといわれています。母体のHBVのDNA検査でDNA量が多い場合や活動性の肝炎がある場合、HBVに対する抗ウイルス薬が胎児感染予防に有益であるというデータが報告されています。ただし、これらの薬の安全性についてのデータはまだ十分に蓄積されているものではなく、使用に際しては注意が必要です。近年、B型慢性肝炎に対するさまざまな抗ウイルス薬が開発され、妊娠中の投与が胎内感染率の低下に寄与する可能性が報告されています。しかし、現状ではその安全性などの評価が不十分であり、一般的な治療レベルにはなっていません。

5 C型肝炎（HCV抗体）検査

　C型肝炎ウイルス（HCV）に感染したことがあるかどうかを抗体の有無で確認する検査です。ただし、この抗体検査だけでは、すでに治癒しているのか、今もウイルスが体内にいるのかまではわかりません。二次検査でウイルスが体内にいることがわかった場合、分娩の際に母子感染することがありますので対策を検討します。

C型肝炎とは

　HCVに感染すると、約3割は急性肝炎を発症して治癒しますが、それ以外ははっきりとした症状のないまま慢性化し、数十年の時間をかけてゆっくりと肝臓の細胞が破壊されていきます。このため、通常は検査を受けないかぎり感染したかどうかがわかりません。近年、抗ウイルス薬による治療が可能になり、ウイルスの排除が高い確率で行えるように進歩してきたことで、今後、慢性肝炎から肝硬変、肝がんへと進行する患者さんは大幅に減少すると予想されています。

HCV抗体陽性の場合

　血液検査でHCV抗体が陽性になるのは、現在も感染している場合（キャリア）と、過去に感染していた場合（現在ウイルスは排除されている）です。現在の病気か過去の病気かをはっきりさせることは重要ですので、二次検査としてHCV-RNA定量検査と肝機能検査（AST・ALTなど）を行います（図5）。一般妊婦でのHCV抗体陽性率は0.3～0.8％であり、その70％がHCV-RNA陽性と報告されています。

　二次検査のHCV-RNAが陰性であった場合は、ウイルスがからだの中に存在しないと判定されます。この場合、今回の妊娠で赤ちゃんに感染することはありませんので特別な対応をする必要はありません。しかし、念のため赤ちゃんが1歳半になってからHCV抗体を検査し、陰性であることを確認することが勧められています。

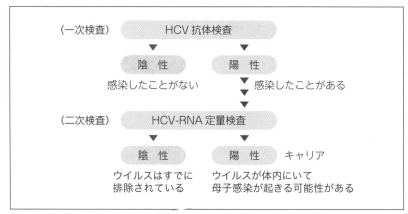

図5 HCV検査の流れ

C型肝炎キャリアだった場合

　HCV-RNAが陽性と判定された場合には、現在もウイルスに感染しているキャリア状態と診断されます。このキャリアの場合には肝臓病の専門医を受診して、肝機能検査や治療を受けることが必要です。ただし、妊娠中のHCV感染に対する治療は行われていません。

　出産時に赤ちゃんに母子感染する可能性は5〜10％と報告されています。お母さんの血中ウイルス量が多い場合には、母子感染のリスクは40％程度に高まることも報告されています。これを防ぐために、陣痛が始まる前に予定帝王切開で出産すると、赤ちゃんへの感染率は低下することがわかっています。

　しかし、一律に帝王切開を選ぶべきと決めることはできません。日本産科婦人科学会・日本産婦人科医会のガイドラインでも、帝王切開自体のリスク、経腟分娩の感染のリスク、さらには感染した場合の自然経過などを総合的に勘案して、医師と妊婦さんが相談のうえで分娩方法を決めることになっています。母子感染した場合でも、約30％のお子さんは3歳頃までに血液中のウイルスが自然に消失するといわれています。

　なお、母乳を通じてHCVがお子さんに感染することはありませんので、母乳はあげられます。授乳終了後に、抗ウイルス薬による治療を受けるこ

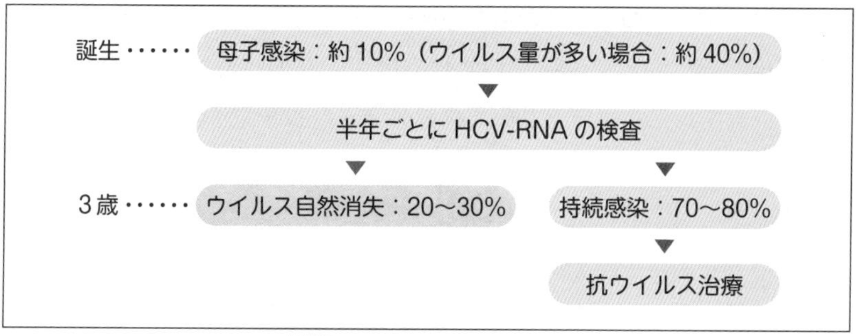

誕生 …… 母子感染：約10％（ウイルス量が多い場合：約40％）

半年ごとに HCV-RNA の検査

3歳 …… ウイルス自然消失：20〜30％　　持続感染：70〜80％

抗ウイルス治療

図6 HCV母子感染の経過

とでほぼ100％、ウイルスを陰性化できるといわれています。くわしくは担当医に相談してください。

母子感染した場合

　お母さんがHCV-RNA陽性の場合、赤ちゃんは生後6か月以降に半年ごとにHCV-RNA検査を受けることが推奨されています。18か月以降にHCV-RNAが陰性化した場合には検査は終了できます。また、母子感染があっても20〜30％は自然治癒するといわれています。3歳の時点でHCV-RNAが陽性の場合には抗ウイルス薬を用いた治療の対象になります（図6）。治療効果が非常に高く、治療によりほぼ100％、ウイルスを除去できるといわれています。出生後には定期的に赤ちゃんの検査が必要になりますので、小児科の担当の先生とよく相談して検査を受け、治療が必要な場合にはよく相談して治療をお受けください。

6 梅毒スクリーニング検査

　お母さんが梅毒にかかっているかどうかを調べる検査です。感染がわかれば、治療を開始し、また母子感染を防ぐための対策をとります。放置するとお母さんの健康を損なうだけでなく、赤ちゃんに感染して先天梅毒という重い後遺症を残すことがあります。

近年わが国では梅毒の患者数が急速に増加しており（2019年には2012年の10倍）、とくに10〜20歳代女性の患者の増加が著しいと報告されています。また、それに伴った先天梅毒の報告数も増えています。

梅毒とは

梅毒はトレポネーマという細菌による感染症です。梅毒の多くは性交渉によって感染します。無症状の場合が多いのですが、初期（感染後3〜6週間）には皮膚の硬いしこり、その中心にできるおでき、鼠径部のリンパ節の腫れなどがみられます。これらはいずれも痛みを伴いません。感染後3か月を経過すると皮膚に赤〜ピンク色の湿疹が出現し、さらに長期間治療しないと神経症状、心臓や血管の症状が現れることがあります。初期であれば、治療により多くは完治します。

偽陽性について

梅毒の検査には、過去と現在との感染の区別がつきにくい、他の病気の影響を受ける、などの弱点があり、実際には感染していないのに陽性と出ることがあります（これを偽陽性といいます）。したがって、仮にスクリーニング検査が陽性だったとしても、直ちに感染していることにはなりません。二次検査で数種類の血液検査をして診断しますが、過去の治療歴などが参考になることもありますので、心当たりがありましたら医師に伝えてください。

赤ちゃんへの影響

妊婦さんが梅毒に感染している場合、胎盤を通じて赤ちゃんに梅毒が感染することがあります。この感染は胎盤が完成する妊娠16〜18週より前の時期には起こりにくいことがわかっています。そのため、妊娠初期に検査し、感染がわかった場合には早めに治療を開始します。治療しなかった場合は、流産・死産・胎児発育不全（赤ちゃんの発育が悪いこと）が起こりやすく、また、赤ちゃんが先天梅毒（皮膚や骨の異常、知能や運動の異

常などが起きる）になることがあります。

　なお、母乳をあげることに問題はありません。

診断と治療

　精密検査の結果を確認したうえで、治療の必要性を判断します。治療は通常、抗菌薬の内服を２～４週間行います。筋肉注射を使うこともあります。この薬は胎盤を通過して赤ちゃんにも作用することを期待して投与されるため、赤ちゃんに安全な薬が選択されます。治療により軽く発熱することがあります。また、薬にアレルギーを示す人もいますので、気分が悪い、息苦しい、かゆいなどの症状が出た場合は医師に相談してください。

　なお、パートナーも梅毒に感染している可能性があります。早めに検査を行い、陽性であれば治療を行う必要があります。治療は２人同時に行わないと、パートナーとの間で再感染を繰り返すことになります。

7 クラミジア検査

　現在、もっとも多い性感染症（性交渉によってうつる感染症）のひとつであるクラミジアへの感染の有無を調べる検査です。クラミジアは流産・早産の原因になることがあり、分娩時に母子感染すると、赤ちゃんが肺炎や結膜炎になったり、まれに失明することもあります。

クラミジアとは

　クラミジアは細菌の一種で、日本の統計では、妊婦さんの約５％（20人に１人）がクラミジアに感染しています。症状は、おりものの増加・腹痛・性器出血などですが、全体の2/3の人は自覚症状がなく、クラミジアに感染したことに気づかないといわれています。そのため、すべての妊婦さんにクラミジア検査を受けていただくことを産婦人科のガイドラインでは推奨しています。

妊娠への影響

クラミジアが子宮頸管の炎症（子宮頸管炎）を起こした場合、大腸菌など他の細菌に対しても防御力が弱くなる可能性があります。子宮頸管炎はさらに子宮内にも波及し、赤ちゃんを包む膜にまで達すると絨毛膜羊膜炎という病気になり、流産や早産の原因になります。とくに早い時期の早産は赤ちゃんの未熟性もあり、後遺症を残すリスクもありますので、クラミジアの検査と治療は重要です。

赤ちゃんへの影響

一般に子宮内の赤ちゃんへの影響はほとんどないとされています。しかし、分娩時に産道内で感染すると、新生児肺炎や結膜炎が起こることが知られています。新生児肺炎は生後2～12週に鼻水、多呼吸、百日咳のようなひどい咳などを伴う無熱性の肺炎症状で発症します。結膜炎は生後5～12日に発症し、粘液性の目やに、白目の充血などの症状が出ます。重症化すると失明など視力障害を残すことがあります。

治療法

アジスロマイシン（ジスロマック®錠）、クラリスロマイシン（クラリス®錠）などのマクロライド系抗菌薬を内服していただきます。ほとんどの方が適切な治療により治癒しますが、時に耐性菌も存在します。治療後、再検査を行い、クラミジアが検出されないことを確認します。

治療は梅毒などと同様に、パートナーと同時期に行うことが重要です。2人同時に行わないと、パートナーとの間で再感染を繰り返すことになります。

8 腟分泌物培養検査（B群溶血性レンサ球菌感染症）

妊娠中2回実施する腟分泌物培養検査のうち、妊娠後期の検査ではB群溶血性レンサ（連鎖）球菌（GBS）の感染の有無を重要視しています。

表7 クラミジア感染症のまとめ

感染経路	性交渉（オーラルセックスでもうつる）
感染部位	子宮頸管・子宮の中（子宮内膜）・卵管・お腹の中（腹腔内）・のど（咽頭）など
潜伏期間	1〜3週間
症　　状	おりものの増加・腹痛・性器出血など（無症状の場合も多い）
診 断 法	子宮頸管の分泌物（頸管粘液）を綿棒で採取して検査する。陽性であればクラミジア頸管炎と診断される。
治 療 法	抗菌薬の服用

GBSは新生児GBS感染症という重大な病気の原因となるので、お母さんの腟内にいることがわかった場合、母子感染を防ぐために分娩時に抗菌薬を投与します。抗菌薬は直接、腟内の細菌に作用すると同時に、胎盤を通して児にも移行し、母子感染に防御的に働きます。

　GBSの検査では腟のみではなく肛門内からも培養することが確実なGBS検出に重要であると報告されています。

赤ちゃんへの影響

　GBSは腟や外陰部に常在する菌の一種で、この検査で妊婦さんの10〜30％にGBSが検出されます。お母さんがGBSに感染していると、分娩時に母子感染が起こる可能性があります。GBSに感染した妊婦さんから生まれた赤ちゃんの感染率は36〜58％、そのうち、実際に新生児GBS感染症を発症するのは1％程度で、全新生児の0.1％以下にあたります。

　このように新生児GBS感染症の発症頻度は低いものの、発症した場合の重篤性から予防が必要と考えられています。

　新生児GBS感染症は軽い呼吸障害、哺乳力低下などの症状で始まり、まれに急激に肺炎、髄膜炎、敗血症に進行することがあります。生後6日以内に発症したものを早発型、それ以降を遅発型といいます。早発型は出産当日に発症することが多く、また、重症になりやすく、約20％が死亡もしくは後遺障害を負うと報告されています。

赤ちゃんへの感染は分娩時に産道を通る際に起こるので、それを予防するために、破水するか陣痛が始まった時点からペニシリンなどの抗菌薬を一定時間ごとに点滴します。この治療で母体のGBSを減らし、また、抗菌薬がへその緒（臍帯）を通して赤ちゃんにも循環するので、赤ちゃんの感染にも防御的に働きます。

もっと早い時期に検査を実施し、GBSが検出された時点で抗菌薬の内服治療を行うこともありますが、この方法では、一時的にGBSは検出されなくなっても、生き残った菌が再増殖し、分娩の時期に再び検査を行うと陽性化していることが多いといわれており、推奨されていません。

なお、分娩時にGBS感染の有無がわかっていない場合や、前のお子さんが出産時にGBS感染症になった経験のある妊婦さんの場合には、GBS感染があるという前提で分娩時に抗菌薬の点滴を行います。

9 成人Ｔ細胞性白血病ウイルス（HTLV-1）抗体検査

成人Ｔ細胞性白血病ウイルス１型（HTLV-1）の有無を調べる検査です。HTLV-1は母乳を介して赤ちゃんに感染することが多いとされていますので、この検査でHTLV-1感染が判明すれば、母乳育児の方法を検討するなどの予防策をとります。

HTLV-1は成人Ｔ細胞性白血病（ATL）やHTLV-1関連脊髄症（HAM）の原因ウイルスです。

成人Ｔ細胞性白血病（ATL）は悪性リンパ腫の一種で、HTLV-1に感染後、40年以上たってから発病します。ATLの症状は、免疫力低下やリンパ節の腫れ、臓器や皮膚の病変、高カルシウム血症など多様です。感染ルートは主にHTLV-1に感染しているお母さんの母乳です。HTLV-1に感染した人が、生涯にATLを発症する確率は、男性でおおよそ15人に1人、

女性でおおよそ50人に1人といわれています。40歳以上の感染者ではおおよそ1,000人中１人が発症する程度といわれています。

　HTLV-1感染者は沖縄・九州地区に多いといわれていましたが、近年は人の移動に伴って全国に広がっていますので、妊婦健診でも検査を行っています。

検査結果の見方

　この検査はスクリーニング検査（多くの人の中から感染の可能性のない人をふるい落とす検査）です。結果が陽性であっても、さほど心配する必要はありません。スクリーニング検査で陽性の場合、本当の感染かを確認するための確認検査が必要になりますが、確認検査で陽性と判定されるのは10％程度です。また、確認検査でも陰性と断定できない"判定保留"が10〜20％あり、次の段階の確認検査が必要になることもあります。

母子感染の予防法

　お母さんにウイルス感染が確認された場合、母子感染をどのように防ぐかが問題になります。このウイルスの感染経路は、主に母乳を介しての感染（経母乳感染）といわれており、長期授乳した場合の感染率は15〜20％と報告されています。母子感染予防のため現時点でもっとも信頼できる方法は、母乳をやめて完全人工栄養にすることです。しかしながら母乳をあげなくても母乳以外の経路でおおよそ３〜６％の頻度で母子感染が起こるとされています。

　母乳を少しでもあげたいと強く希望するお母さんには、短期母乳栄養といって授乳期間を生後90日までに制限して母乳をあげる方法と、凍結母乳栄養といって母乳をしぼって容器に入れて24時間以上凍結してから解凍して使用する方法があります。両者とも一定の予防効果はあるといわれています。とくに短期母乳栄養は近年の研究により、母子感染の起こる確率が完全人工栄養と同等であることが報告され、選択肢として考えられるようになりました。しかし、短期母乳栄養では生後90日間母乳をあげる

ことができるわけですが、実際には母乳を中断できなくなってしまうこともあり、助産師などのサポートをうけながら取り組むのがよいといわれています。

　感染していた場合には、どのような感染予防策を選択するかを担当医とよく相談して決めてください。

10 トキソプラズマ抗体検査

　トキソプラズマに感染したことがあるかどうかを調べる検査です。妊娠中にトキソプラズマに初めて感染すると、赤ちゃんが先天性トキソプラズマ症になる可能性があります。ペット・生肉・土壌などに多く接する人は感染の機会が多いと考えられています。

トキソプラズマ感染症とは

　トキソプラズマは寄生虫の一種で、哺乳類、鳥類などに寄生します。人への感染ルートは犬・猫・ニワトリ・牛・豚の糞便や食肉、土壌などです。普通は感染しても健康に影響はありませんが、免疫力が弱っている場合は、肺炎・心筋炎・脳症・脈絡網膜炎などを引き起こすトキソプラズマ感染症を発症することがあります。

　問題になるのは、妊娠中に初めてトキソプラズマに感染した場合で、赤ちゃんが先天性トキソプラズマ症を発症することがあります。先天性トキソプラズマ症の赤ちゃんは、水頭症、脳内石灰化、網脈絡膜炎（視力障害などを起こす）などを発症します。

　日本では典型的な先天性トキソプラズマ症が年間5〜10例報告されており、近年増加傾向にあるといわれています。そのため、トキソプラズマ感染が心配な人は、妊娠初期にこの抗体検査を受け、トキソプラズマに感染したことがあるかどうかを調べることができます。なお、日本におけるトキソプラズマ抗体の陽性率は低下傾向にあり、近年の若い女性の抗体陽性率は10%未満と報告されています。

表8 妊娠初期トキソプラズマ抗体陰性の場合の注意事項

- 野菜や果物はよく洗って食べる
- 食肉は十分に加熱して食べる
- ガーデニングや土や砂に触れるときは手袋をする
- 猫との接触に注意する
- 猫の糞尿処理は可能なら避ける

抗体陰性の場合

　この検査でIgG、IgM抗体がともに陰性だった妊婦さんは、今までトキソプラズマに感染したことがないので、妊娠中に感染しないように注意する必要があります。具体的には、①肉類は十分に加熱して食べること、②猫は感染率が高いので接触を避けること、③ガーデニングや土や砂に触れる時は手袋をすること、④猫の糞尿処理は可能なかぎり避けること、などが推奨されています（表8）。

IgM抗体が陽性の場合

　この検査でIgM抗体が陽性の場合は、最近の感染である可能性がありますので、妊娠前の感染か、妊娠後の感染かを調べるため、IgGとIgM抗体を再度測定します。

　同時に、IgGアビディティ検査という特殊な検査を追加することもあります。この検査は感染時期を推定する目的で行われますが、正確な推定が難しいこともあります。これらの検査によって妊娠してからの感染が疑われる場合に追加で、羊水PCR検査を行うこともあります。妊娠中のトキソプラズマ感染が強く疑われる場合や胎児感染が証明された場合には、トキソプラズマの治療薬を内服することになります。

妊娠中に初感染した場合

　妊娠初期にトキソプラズマに初感染したことがわかっても、必ず赤ちゃんに感染するわけではありません。妊娠中に感染を診断し、薬物で治療することで、赤ちゃんへの感染を60％も阻止できるといわれており、さら

に赤ちゃんに感染しても、赤ちゃんの症状の重症化を防ぐ効果があるといわれています。赤ちゃんに感染した場合、妊娠中の超音波検査で、まれですが脳内の石灰化や脳室拡大、肝臓の腫大、腹水、胎盤の肥厚などが認められることがあります。

11 サイトメガロウイルス抗体検査

　お母さんがサイトメガロウイルス（CMV）に感染したことがあるかどうかを調べる検査です。大人のCMVの抗体保有率は比較的高く、妊娠前に抗体が陽性であれば（妊娠前に感染したことを意味します）、妊娠中に感染して赤ちゃんの先天的な異常を起こすことはまれと考えられます。しかし、妊娠中にCMVに初めて感染すると赤ちゃんの先天性疾患の原因となることがあります。妊娠前に、これまでに感染したことがあるのかを確認する目的で、妊娠初期に希望者に対して、CMV抗体の検査が行われます。抗体陰性であれば、妊娠中に感染を起こさないような生活上の注意が必要になります（p.63 表1参照）。乳幼児と接触する機会が多い方や乳幼児を育児中の方は抗体検査をお勧めします。

サイトメガロウイルス（CMV）とは

　CMV感染症は小児期に多くかかる病気で、乳幼児期の初感染はほとんどが無症状です。思春期以降に初感染した場合は、発熱、肝機能異常、頸部リンパ節腫脹、肝臓・脾臓腫大などの症状が出ますが、無症状なこともよくあります。妊娠中の感染は、乳幼児からの飛沫感染と乳幼児の唾液や排泄物などからの接触感染が主要な原因なので、マスク、手洗いなどの感染予防が重要です。日本での妊婦の抗体保有率は低下傾向で、最近では70％程度と報告されています。

妊娠中にサイトメガロウイルスに感染すると

妊娠中に初めてCMVに感染したお母さんでは、胎盤を経由して30～40%の赤ちゃんに感染が起こります。また、初めての感染ではない場合にも、赤ちゃんに再感染する場合がありますが、その頻度と影響は少ないと考えられます。

先天性のCMV感染症の児は、出生250～300人に1人程度いるとされています。しかし、先天感染の90～95%は不顕性感染といって出生時に症状はありません。一方で5～10%は、何らかの症状をもって生まれてきます。その症状は軽度なものから重度なものまであります。主なものは、低出生体重、小頭症、水頭症、脳室周囲石灰化、黄疸、出血斑、肝臓・脾臓腫大、聴力障害、視力障害（脈絡膜炎）、知能障害などです。出生時に症状のある赤ちゃんの90%に出生後も後遺症が残るとされています。また、症状のなかった赤ちゃんでも10～15%に精神発育遅滞、運動障害などを発症することがあります。

CMV抗体検査が陰性の場合

お母さんのCMV抗体（IgG）が陰性の場合、CMVに対する抵抗力がないため、妊娠中に初めて感染する危険性があります。お母さんへの感染は乳幼児からの飛沫・水平感染で起こりやすいため、「乳幼児の尿や唾液との接触を避けること」「スプーンや食器の共有を避ける」や「尿や唾液に触れた時の手洗いの励行」などが推奨されます（p.63 表1参照）。

CMV抗体検査が陽性の場合

抗体（IgG）が初期に陰性で、その後陽性となった場合、妊娠中の初感染が確定します。抗体（IgG）が初期から陽性の場合、CMVに対する抵抗力がありますが、それでもお母さんの再感染や再活性化により、赤ちゃんにも感染することがまれに起こります。

抗体（IgM）が陽性の場合は複雑です。「初感染」「再感染」または「感染して治癒後」の3つの可能性があります。その後の抗体価（IgG・

IgM）検査によって、それらの鑑別ができることがあります。お母さんに妊娠中の初感染が確定した場合、またはそれが疑われる場合は、妊娠中、定期的に超音波検査で、赤ちゃんの感染症状である胎児発育不全、脳室拡大、小頭症、脳室周囲の高輝度エコー、腹水、肝脾腫等が見られるかなどを確認することになります。赤ちゃんの感染が疑われる場合には、羊水検査でCMVを同定することで感染を診断することができますが、精度には限界があるといわれています。最終的に赤ちゃんがCMVに感染していることの確定は、出生後の赤ちゃんの尿検査または血液検査で行います。

　妊娠中にお母さんがCMVに感染したとしても、現状では赤ちゃんへの感染を予防する方法や、その治療法はありません。CMVの先天感染のある赤ちゃんには、出生後、専門の医師により抗ウイルス薬による治療が行われます。また、長期的に発達障害や聴覚異常について診察してもらう必要があります。

12 パルボウイルスＢ19抗体検査

　お母さんがパルボウイルスＢ19（PB19）に感染しているかどうかを調べる検査です。妊娠初期にPB19にかかると、赤ちゃんの先天性疾患の原因となることがあります。希望者のみに実施する検査ですが、感染力が強いため、今までに感染したことがないお母さんで、家庭内に感染者がいる人、リンゴ病が流行している施設（学校や病院）に勤務している人、流行している地域に居住している人や典型的な症状が見られる人は、この抗体検査をお勧めします。

パルボウイルス感染症とは

　PB19感染症は小児期に多くかかる病気で、伝染性紅斑（リンゴ病）、貧血、関節炎の症状が見られます。主に飛沫感染なので、マスク、手洗いなどの感染予防が有効です。感染すると、5〜10日間の潜伏期間後に数日程度続く風邪様症状が現れ、感染から2週間以降に発疹（紅斑）、関節

痛等といった症状が現れます。25％の感染者は症状がなく、50％が風邪症状のみで、典型的なリンゴ病症状を示す人は25％にすぎません。日本での妊婦の抗体保有率は20〜50％といわれており、一度感染すると終生免疫が得られると考えられています。

妊娠中にパルボウイルスに感染すると

　問題になるのは、妊娠中に初めてPB19に感染した場合です。妊娠中に初感染すると胎盤を介して赤ちゃんに感染し、感染した一部の赤ちゃんが、貧血になり、心臓の働きが悪くなり、全身がむくんで（胎児水腫）亡くなってしまう場合もあります。感染したお母さんの約40％で赤ちゃんへの感染が見られ、2〜10％で胎児水腫を起こすとされています。胎児水腫はお母さんが感染した後8週間以内に多く発症し、とくに妊娠20週未満の感染では胎児死亡率が高いですが、3分の1は自然に治るといわれています。

検査で感染が疑われた場合

　お母さんの血液検査で抗体（IgM）が陽性であった場合、妊娠中の感染が強く疑われます。赤ちゃんが感染しているかどうかの診断には、妊娠中の羊水検査か、分娩後の臍帯の血液検査が必要です。お母さんが感染した場合、現状では赤ちゃんへの感染を予防する方法はありません。定期的な超音波検査によって、赤ちゃんに変化があるかどうかをこまめにチェックする必要があります。赤ちゃんが感染し、胎児水腫となった場合、胎児輸血という治療方法が有効な可能性があります。胎児感染により胎児水腫などの症状が出た後にそれが自然治癒して生まれた児では、その後の成長や発達に影響はないと考えられています。

2 先天性疾患と出生前検査

　妊娠して、さまざまな思いを抱かれていることと思います。どんなかわいい赤ちゃんが生まれてくるのか、楽しみにされていることでしょう。それとともに、赤ちゃんはちゃんと育っているのかな？　お産はどんな感じかな？　など、気になることがあるかもしれません。

　近年の医学の進歩により、赤ちゃんについての情報を妊娠中に知るさまざまな出生前検査法が開発され、進歩してきています。赤ちゃんについての情報は多ければ多い方がよいと考えている人もいるかもしれませんが、情報が多くなると悩みの種が増えてかえって不安になることもあります。出生前検査は通常の妊婦健診には含まれない検査になりますので、その検査を受けるかどうかは、個人の考え方に基づいて、また、パートナーともよく話し合って決めるものです。そのためには、出生前検査のこと、検査でわかる先天性の疾患のことをよく知って、そのうえで考えることが重要になります。

　お腹の中の赤ちゃんは、お母さん、お父さんにすべてを頼っています。それぞれの検査で何がわかるのか、わからないのか、などについての情報を十分に得た上で、検査で何を知りたいのか、検査結果がわかったらどうしたいのか、などについてよく話し合って、親となる方と赤ちゃんにとって最もよい選択をしていただきたいと思います。そのためのさまざまな情報がここには記載されています。

1 先天性疾患について

　ほとんどの赤ちゃんは何の問題もなく元気に生まれてきます。しかし、3～5％の赤ちゃんは何らかの病気や異常を持って生まれてきます。この中には成長にまったく影響しない軽度なものから、早期に診断して治療を行うことで問題なく発育するもの、現時点では治療法のないもの、長く生

きるのが難しいものまで含まれています。このような生まれたときにすで
に病気が認められる状態を「先天性疾患」と呼んでいます。

　先天性疾患の原因はさまざまで、原因が特定されていないものも少なく
ありません。原因は、内的要因と外的要因に大別することができますが、
複数の要因が関与して発症すること（多因子疾患）も多いといわれていま
す。

内的要因

　私たちのからだは、「細胞」という小さな基本単位の集合体です。細胞
一つひとつの中には、私たちのからだの設計図ともいえる情報が「DNA」
と呼ばれる分子の中に書き込まれて存在しています。DNAは細長い糸状
の分子で、直接目で観察することはできません。細胞は、細胞分裂の前に
自分が持っているDNA分子のコピーを作り、それらを二分することで、
分裂後の細胞それぞれに同じ情報が含まれるようになっています。この細
胞分裂の過程においてDNAは「染色体」と呼ばれる構造をとります。
DNA分子を“糸”にたとえるならば、染色体は“糸巻き”の状態です。
染色体は顕微鏡で拡大すれば見ることができ、染色体の数や大きな形の変
化を観察することができます（図1）。

　染色体の数と形は生物種ごとに決まっていて、ヒトでは46本の染色体
を持っています。このうち性別に関係なく持っている染色体が常染色体で
す。大きいものから1番、2番……、と番号がついていて、22番までの
染色体をそれぞれ2本ずつ持っています（22本×2＝44本）。残りの2本
は男女で違いのある染色体で、性染色体と呼ばれます。一般的には、男性
ではX染色体とY染色体を1本ずつ、女性ではX染色体を2本持っていま
す。ヒトの染色体のパターンはほぼ共通ですが、中には個性があって、生
まれつき染色体の数や形が異なっている場合があります。この個性の中に
は、病気と関連のないものもありますし、病気の原因となるものもありま
す。赤ちゃんが生まれつき持っている遺伝子の変化や染色体の数・形の変
化（内的要因）が先天性疾患の原因になることがあります（図2）。

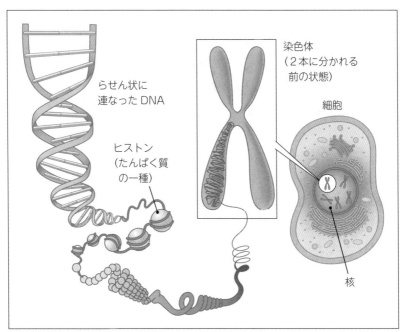

図1 DNA・染色体・細胞

　染色体の変化が原因となっている先天性疾患には、さまざまなものがありますが、中には母親の年齢が高くなるにつれて出生頻度が増加するものがあります。よく知られているのが、ダウン症候群（21トリソミー）です（図3）。その理由は、母親の加齢とともに卵子形成の過程で染色体の分離がうまくいかない頻度が高まる結果と考えられています。しかし、加齢とともに増加するといっても、もともとの頻度が高いわけではないので、過度に心配する必要はありません。たとえば、40歳の妊婦さんがダウン症候群の赤ちゃんを出産する確率は1％程度で、99%は染色体疾患を持たないことになります。

染色体46本──┬常染色体44本（2本×22組）
　　　　　　　└性染色体2本（女性＝X＋X、男性＝X＋Y）

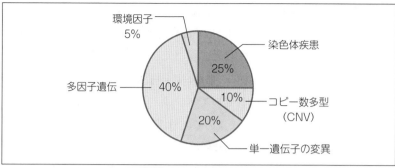

図2 先天性疾患の原因

(出典：Nussbaum, RL. et al. Thompson & Thompson Genetics in Medicine. 8 th ed. Elsevier, 2016, p.285)

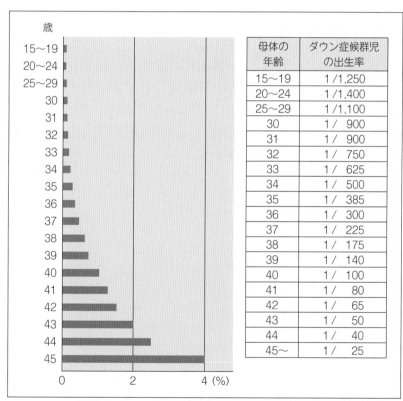

母体の 年齢	ダウン症候群児 の出生率
15〜19	1/1,250
20〜24	1/1,400
25〜29	1/1,100
30	1/ 900
31	1/ 900
32	1/ 750
33	1/ 625
34	1/ 500
35	1/ 385
36	1/ 300
37	1/ 225
38	1/ 175
39	1/ 140
40	1/ 100
41	1/ 80
42	1/ 65
43	1/ 50
44	1/ 40
45〜	1/ 25

図3 母体の年齢別にみたダウン症候群児の出生頻度

(出典：Gardner, RJM, Sutherland, GR. Chromosome Abnormalities and Genetic Counseling. 3rd ed. New York, Oxford University Press, 2003.)

環境要因（外的要因）

　環境要因が先天性疾患の原因として占める割合は全体の5％程度と高くはありません。しかし、環境要因は回避できる可能性のある要因ですから、そのリスクを減らすために、あるいは不要な不安を減らすためにも正しい情報を知っておくことは重要です。ここでいう「環境」はお腹の赤ちゃんにとっての環境を示しますので、母体の感染症（例：風疹ウイルスp.120参照）、母体の基礎疾患（糖尿病など）、薬剤・アルコール、放射線の影響などがあげられます。ここでは、妊婦さんが不安に感じることの多い放射線の影響について解説します。

2　出生前検査について

　出生前検査とは、赤ちゃんが病気を持っているかを生まれる前に調べる検査の総称です。赤ちゃんの病態を知ることで、妊婦さんや赤ちゃんのからだを守り、もし赤ちゃんに何か病気があったとしても、その状況にあった対策を立てるために行われています。病気のある赤ちゃんを見つけて排除するためのものではありません。

表1　出生前検査の種類

形態学的評価
　　　超音波検査（胎児超音波検査）
遺伝学的評価
　●非確定的スクリーニング検査
　　　胎児後頸部浮腫（NT肥厚）
　　　クアトロ検査
　　　コンバインド検査
　　　母体血胎児染色体検査（NIPT）
　●確定的検査
　　　羊水染色体検査
　　　絨毛染色体検査
　　　SNPアレイ検査*

＊羊水・絨毛染色体検査に付加して微細な染色体変化を検出する検査です。

出生前検査は大きく2つに分類することができます。ひとつは、赤ちゃんを形態的に詳しく観察する超音波検査で、「胎児精密超音波検査」です。もうひとつは、赤ちゃんの染色体疾患などを調べる遺伝学的検査です。後者には複数の種類があり、非確定的検査（赤ちゃんが染色体疾患などの可能性が高いかを調べる検査。羊水検査などの確定的検査を受けるかどうか決めるための検査）と確定的検査に分けられます（**表1**）。

Column　出生前検査にはさまざまな意見をもつ人がいます

出生前検査は赤ちゃんが最善の状態で生まれてくるように準備するためのものです。出生前検査を行うことで、その疾患に対応できる施設で、十分に準備して出産することが可能になります。このことにより赤ちゃんの予後が改善することが期待されます。

しかしながら、出生前検査の結果、致死的な疾患や治療法のない疾患が見つかることもあります。また、診断時期が早い場合には赤ちゃんを産むか、あきらめるかの選択に直面することもあります。

このような特徴の検査ですので、検査前には検査の結果として直面するさまざまな可能性をしっかり認識して、検査を受けるかどうかを決める必要があります。また、パートナーとの間でもしっかりと気持ちを確認し合って検査を受けないと、結果によってはパートナーとの間での意見対立の原因になることもあります。

社会の中では生まれてきた命はどの命も尊いと考えられます。そして、出生前検査はその命を出生前の段階で選別していると考える人もいます。また、出生前検査をうけたことを出産後に元気なわが子を見て後悔するお母さんもいるといわれています。

出生前検査にはさまざまな考え方がありますが、一人ひとりの妊婦さんが考えて判断することが最も重要です。出生前検査を受けないと決めた場合には必要ありませんが、受けるかどうかを悩む場合には担当医に相談し、遺伝カウンセリングをうけて、ゆっくりと専門家の意見を聞きながら気持ちを整理して判断することが重要です。

出生前検査は、妊婦さん全員が必ず受けなければいけない検査ではありません。受けるかどうか、受けるならどの検査を受けるかは、妊婦さんとパートナーの意思が尊重されます。妊娠したときから受けると決めていて受ける人もいれば、必要だと思われたときに検討する人もいます。こういった検査をいっさい望まない方もいますし、妊婦さんとパートナーの間で意見が異なる場合もあります。出生前検査についての考えは人それぞれですし、気持ちが変わることもあります。検査を受ける前にその検査について正しく理解し、「どう思うのか・どうしたいのか」を妊婦さんとパートナーでよく考えた上で受けるのが望ましいとされています。遺伝カウンセリング（p.173参照）で相談することもできます。

3 超音波検査

　超音波検査では、妊婦さんのお腹の上から超音波ビームをあて、その反射（エコー）で赤ちゃんの動きと形態を観察し、赤ちゃんが元気かどうか、からだの構造や発育に問題がないかを調べます。妊婦さんの負担も少なく赤ちゃんにも安全な検査ですので広く行われていますが、超音波検査には、通常の妊婦健診の際に適宜実施する「一般超音波検査」と胎児の詳しい評価を目的とした「胎児超音波検査」があります。とくに胎児超音波検査は出生前の診断につながる情報が得られる可能性があります。昭和大学病院および附属病院では、「胎児超音波検査」を受ける前に検査についての希望をご家族で話し合って、事前にその意思表示をしていただいています（「第1部　妊娠中のすごし方」p.46、p.50参照）。

一般超音波検査

　赤ちゃんの心拍、胎位（頭が下なのか、逆子なのか）、大きさ、動きなどを観察して、赤ちゃんが元気に順調に発育しているかを確認します。また、胎盤の位置や羊水の量など、妊娠管理に必要な情報を検査します。

胎児超音波検査

　胎児の発育と各臓器の観察しやすい時期に合わせて実施します（表２）。チェックリストを用いて一般超音波検査よりも十分な時間をかけて、胎児と胎盤、臍帯、羊水などに異常がないかを調べます。所見が認められた場合には必要に応じて、後日再検査をしたり、産婦人科や小児科の専門医による診察が行われたりします。

● 妊娠初期：赤ちゃんに大きな形態的変化がないかを検査するとともに、赤ちゃんの発育、胎盤の形成や臍帯付着部位などを評価します。希望する方は、オプションとして一部の染色体疾患（ダウン症候群など）の確率を調べる検査を受けることができます（コンバインド検査、p.155参照）。

● 妊娠中期：赤ちゃんの発育は順調か、胎盤や臍帯に異常はないか、羊水量に異常はないかなどのほか、成長に伴い観察しやすくなった赤ちゃんの形態を幅広く評価します。この検査は、出産に向けて妊娠中や分娩時に予想されるトラブルに対応できるように準備すること、また、赤ちゃんのより健康な発育のためにもっとも適した妊娠・分娩管理を行うことを目的に実施されます。

● 分娩前：赤ちゃんの健康度や羊水量などをチェックして、分娩方法を最終決定します。

超音波検査の限界

　超音波検査は主に形態的な状態を見るのに適していますが、お腹の赤ちゃんのすべての状態を確認できるわけではありません。

● 組織の性質：たとえば、赤ちゃんの腎臓に嚢胞（のうほう）（水が溜まったような構造）があることがわかっても、それが水なのか血液なのか、その性質についてはわからないこともあります。

● 臓器の成熟や発達：超音波検査では各臓器の形の異常は確認できますが、機能に問題があるかどうかの判断は困難です。しかし、超音波検査を用いて赤ちゃんの動作や心臓の動き、排尿動作を分析することによっ

表2 超音波検査（一般超音波検査以外）（昭和大学病院）

名　称	実施時期	対　象	検査の目的
妊娠初期検査	妊娠10週以前	全妊婦	子宮・卵巣の異常、胎児の発育状態、双子かどうかなどを調べるために検査する。
妊娠初期胎児精密超音波検査	妊娠11〜13週	全妊婦	赤ちゃんの形態的変化のチェックをする（全身の形態、脳や顔面の構造、おおまかな心臓の構造、腹部、膀胱、臍帯、四肢の変化など）。この検査では比較的重いと考えられる赤ちゃんの形態的な変化を発見することができる。
		希望者（オプション検査）	染色体疾患（ダウン症候群、18トリソミー、13トリソミーのみ）の確率を推定する（コンバインド検査など）。赤ちゃんの染色体疾患の確定診断には絨毛染色体検査や羊水染色体検査が必要になる。
妊娠中期胎児精密超音波検査	妊娠18〜20週	全妊婦	赤ちゃんの形態的変化の詳細なチェックをする（大脳、小脳、顔面、心臓、肺、肝臓、胃腸、腎臓、膀胱、外性器、四肢、臍帯、胎盤など）。この検査では出生後に治療が必要なものから必要ないものまで幅広く形態的な変化の有無を検査する。
子宮頸管長測定検査	妊娠22〜24週	全妊婦	早産リスク、前置胎盤、前置血管など、母児へ影響の大きい異常の有無を検査する。
分娩前胎児精密超音波検査	妊娠36週	全妊婦	胎児発育・健康度、羊水量、胎盤、臍帯の異常の有無を検査し、母児に安全な分娩方法を最終決定する目的で行う。

＊胎児超音波検査は、妊娠20週頃、妊娠30週頃に2回行うことを標準としている施設も多くあります。

て、心臓や腎臓の働きの一部がわかるようになってきました。

- 小さい病気など：赤ちゃん自身が小さいため、形態的な変化であっても小さなものは見つけることができません。また、皮膚の病気なども診断できません。
- 超音波のビームが届かない場合：子宮の向き、子宮筋腫の合併、腹部の手術瘢痕、母体の肥満などのために超音波ビームが届かないことで十分な評価が難しいこともあります。また、赤ちゃんの向き、羊水の状態によってうまく検査ができないこともあります。
- 染色体の疾患など：染色体疾患のある赤ちゃんでも形態的な変化がない場合には、超音波検査では見つかりません。胎児の染色体疾患の診断には、胎児の染色体検査が必要になります。超音波検査で複数の形態的な変化が認められ、それらの特徴的な組み合わせによって、一部の染色体疾患が疑われるケースはあります。

4 非確定的スクリーニング検査

　主に染色体疾患の可能性を調べる検査です。染色体の変化が原因になっているすべての病気を見つけるものではなく、ごく一部の疾患だけが対象になっています。仮にこれらの検査結果によって可能性が高いことが指摘されたとしても、赤ちゃんの確定診断にはなりません。非確定的スクリーニング検査は、主に赤ちゃんに対してリスクを伴う確定検査（羊水検査など）を受けるか否か悩む妊婦さんがその判断材料として選択するもので、検査を受ける前に遺伝カウンセリングを受けて相談したうえで検査を受けることが勧められます。

クアトロ検査

　この検査は、赤ちゃんがダウン症候群、18トリソミー、神経管閉鎖不全症（p.167参照）である「確率」を調べる検査です。希望される妊婦さんに対して妊娠15〜18週に採血をして行います。

Column 胎児後頸部皮下浮腫／NT肥厚について

　妊娠初期の超音波検査で赤ちゃんの後頸部（うなじ）の皮下に液体が溜まって見える状態を、後頸部皮下透亮像あるいはNT（nuchal translucency）と表現します（図4）。医師から「首のうしろがむくんでいる」「NTが少し厚い」などと説明されることもあります。この状態はその時に認められた所見であって、赤ちゃんの異常を意味したり、病気の診断をしたりするものではありません。NT肥厚の起こる原因には、胎児の心疾患やリンパ系の発達遅延、圧迫による頭頸部の静脈うっ滞、感染などが関連するといわれています。

　NT肥厚の測定は妊娠11〜13週に行われますが、一般超音波検査で行われることはありません。正確なNT肥厚の測定は、NT測定に関する認定資格のある産婦人科医によって、胎児の大きさや姿勢などの厳密な条件のもとで定められた測定方法に従って行われます。肥厚が厚くなるほど赤ちゃんが心疾患や染色体疾患をもっている可能性が高くなるとされていますが、肥厚が一時的でその後は認められなくなることもあります。また逆に、増悪して胎児水腫（皮下浮腫が全身におよんで、赤ちゃんに胸水や腹水がみられる状態）や子宮内胎児死亡となることもあります。

　妊娠初期にNT肥厚が認められた場合には、その後妊娠20週頃に心臓の構造に異常がないかどうかをより詳しく評価することがあります。また、肥厚の程度から染色体の疾患が疑われる場合には、染色体疾患を調べるた

　たとえばダウン症候群のような染色体が原因の病気があるかどうかを確実に知りたいときには、羊水染色体検査（p.160参照）という選択肢があります。しかし、羊水染色体検査には流産や赤ちゃんが亡くなってしまうリスクがあります（300回に1回程度）。妊婦さんの中には、赤ちゃんの染色体の病気が心配だけれど、羊水染色体検査のリスクも不安なので、羊水染色体検査を受けるかどうかの判断材料にするために、クアトロ検査を希望する方もいます。クアトロ検査の結果は「確率」で表されますが、ダウン症候群と18トリソミーの確率の算出には、母体の年齢や過去にダウ

めの検査が検討されることもあります。どちらも赤ちゃんの出生前検査になりますので、詳しい説明や妊婦さんの同意がないままに行われることはありません。後頸部皮下浮腫／NT肥厚に関連する詳しい情報を得たいと思ったときや染色体疾患を調べる検査について相談したいときには、遺伝カウンセリング（p.173参照）を利用することもできます。

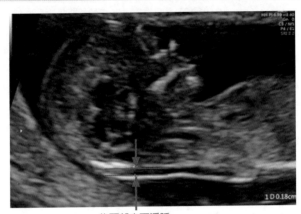

後頸部皮下浮腫

図4 後頸部皮下浮腫の超音波像

ン症候群の赤ちゃんを妊娠したことがあるかどうかなども考慮されます。検査を受ける前に、どのような確率であったら羊水染色体検査を受けるかをパートナーと考えておくことが重要です。

コンバインド検査（OSCAR検査）

　超音波検査と血液検査を行うことによって、赤ちゃんのダウン症候群と18トリソミーの「確率」を算出する検査です。この検査には、一般の超音波検査ではなく、妊娠11～13週に受ける精密超音波検査において測定

表3 クアトロ検査とコンバインド検査の比較

	クアトロ検査	コンバインド検査*
検査方法	採血	採血＋初期胎児超音波検査
検査時期	15〜18週	11〜13週
検査実施者	産科医	NT計測資格をもつ産科医
検査前後の遺伝カウンセリング	必要	必要
ダウン症候群検出率（偽陽性率5％）	80％程度	80％程度
メリット	●検査にリスクはない	妊娠初期に検査可能
デメリット	●妊娠15〜18週しかできない	●超音波検査に時間がかかる ●超音波評価に専門資格が必要 ●超音波で測定できないことがある（肥満や胎児の姿勢などの影響）
検査費用	20,000円程度	20,000円から30,000円

*昭和大学病院など一部医療機関で実施されています。

可能な胎児後頸部皮下の厚さ（NT）の値（p.154参照）が必要になります。NT測定をした日に妊婦さんの採血も行い、血液中に含まれる胎盤が産生するPAPP-A（pregnancy associated plasma protein A）とhCGの濃度を測定します。それらの測定値に母体年齢（卵子の年齢）を加味して、確率が推定されます。クアトロ検査と同様に結果が確率で表されるため、検査を受ける前にどのような値が出たらどうするかをあらかじめ考えておくことが重要です。クアトロ検査とコンバインド検査の違いを表3にまとめてあります。この検査は、昭和大学病院など一部の医療機関で行われています。

母体血胎児染色体検査（新しい出生前検査：NIPT）

お腹の中の赤ちゃんがダウン症候群、18トリソミー、13トリソミーかどうかの可能性を調べる検査です*。妊婦さんの採血を行い、母体血中の

血しょう成分中に含まれているDNA断片が分析され、前述の３つの染色体疾患の可能性について「陽性」や「陰性」などと報告されます。クアトロ検査やコンバインド検査よりも検査の精度は高いとされていますが、染色体を直接観察する検査ではなく、非確定的な検査です。40歳の妊婦さんがこの検査を受けて結果が「ダウン症候群　陽性」だった場合、その的中率（実際に赤ちゃんがダウン症候群である確率）は95％程度ですが、35歳の妊婦さんが「ダウン症候群　陽性」だった場合の的中率は80％程度です。検査結果が「陽性」の場合には、診断のために羊水染色体検査などの侵襲を伴う確定的検査を受ける必要があります。「陰性」の的中率も100％ではありませんので、陰性という結果が得られたとしても、赤ちゃんが前述の３つの染色体疾患ではないと保証されるわけではありません。また、0.5％以下の頻度ですが「判定保留」という結果が得られるケースもあります。

　日本では、日本医学会による指針をもとに一定の条件を満たす施設限定で検査が行われています。この検査を受けるにあたっては、遺伝カウンセリングを受けて、検査の内容、検査の精度や限界、この検査でわかる染色体疾患などについてよく理解した上で検査を受けることが重要です。

*NIPTは日本医学会の指針により、対象疾患はダウン症候群、18トリソミー、13トリソミーに
　限定されています（2023年５月現在）。

5 確定的な検査

　確定的な検査は、お腹にいる赤ちゃん由来の細胞やそれから抽出したDNAなどを材料にして、染色体や遺伝子に変化がないかどうかを調べる検査です。赤ちゃん由来のサンプル採取のために妊婦さんのお腹に細い針を刺す「穿刺」が必要になります。穿刺には、赤ちゃんが流産する、あるいは子宮内で亡くなる、子宮内感染や羊水塞栓症の原因になるなどのリスクがあります。日本産科婦人科学会は、このようなリスクのある検査を出生前に実施するにあたっての要件を定めています（**表４**）。正しく理解す

表 4 侵襲を伴う出生前遺伝学的検査の実施要件

（出生前に行われる遺伝学的検査に関する見解：日本産科婦人科学会2023）

1. 妊婦またはパートナーのいずれかが染色体の数的、構造的変化を保有している場合
2. 妊婦が染色体異常症のある児を妊娠、分娩した既往を有する場合
3. 妊婦が高年齢の場合
4. 妊婦が新生児期もしくは小児期に発症する重篤なX連鎖遺伝病のヘテロ接合体の場合
5. 妊婦およびパートナーの両者が、新生児期もしくは小児期に発症する重篤な常染色体潜性遺伝（劣性遺伝）病のヘテロ接合体の場合
6. 妊婦およびパートナーの一方もしくは両者が、新生児期もしくは小児期に発症する重篤な常染色体顕性遺伝（優性遺伝）病のヘテロ接合体の場合
7. その他、胎児が重篤な疾患に罹患している、または罹患する可能性のある場合

るためには専門的な理解が必要になりますので、検査を受ける前には遺伝カウンセリングが必要です。

　昭和大学病院では、絨毛穿刺には麻酔を使用しますが、羊水検査では麻酔を使用しません。痛みの感じ方には個人差がありますが、穿刺中は「つねられている」とか「おされている」というような感じがする程度で、強い痛みはありません。検査後、軽度の腹痛（軽い子宮収縮）を伴うことがありますが、このような症状は次第に収まってきます。昭和大学病院ではどちらの検査も日帰りで行っていて、翌日からは仕事などに復帰することも可能です。検査後子宮収縮や性器出血が強くなった場合には、医師・スタッフに相談してください。

　絨毛穿刺や羊水穿刺で得られた細胞を材料にして、染色体検査を行います。染色体検査は、細胞を培養し顕微鏡下で染色体の数や染色体の部分的な変化がないかを確認します。細胞培養に時間がかかるため、結果が得られるまでに2～3週間かかります。羊水を使った染色体検査において少しでも早く結果を得るために、オプションとしてFISH法を付けることができます。この手法は、13、18、21番染色体と性染色体（X染色体とY染色体）の一部を特殊な方法で光らせて、そのシグナルを数えることによって、それらの染色体の数的変化がないかを迅速に検出する方法です。

また、得られた細胞からDNAを抽出して遺伝子解析が行われることがありますが、ヒトのすべての遺伝子を解析するわけではなく、家系内で遺伝性疾患の原因となっている遺伝子の変異が特定されている場合にだけ実施することができます。どのような手法で解析するかによって、所要日数は異なります。

絨毛染色体検査

絨毛穿刺は通常妊娠11〜14週に行います。超音波検査で安全を確認しながら、針を胎盤の絨毛組織に刺して、絨毛細胞を吸引採取します（図5）。まれではありますが、胎盤の位置により穿刺・採取ができないことや細胞培養がうまくいかないことがあり、そのようなケースでは後日羊水穿刺が検討されることがあります。

絨毛は赤ちゃんが作っている組織ですので、絨毛細胞は赤ちゃんのからだを作っている細胞と同じ染色体情報を持っていると考えられますが、1％程度の頻度で胎盤限局性モザイク（CPM）と呼ばれる状態があり、赤ちゃんと胎盤の染色体型が異なる場合のあることが知られています。絨毛染色体検査の結果からその可能性が考えられる場合には、追加で羊水染色体検査が検討されることがあります。

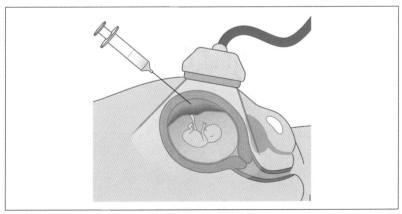

図5 絨毛穿刺の方法

絨毛穿刺の合併症として、破水、出血、子宮内感染、穿刺針による母体（血管や腸管など）の損傷、流産や胎児死亡などがあります。多くの合併症は適切な処置で対処できますが、流産や胎児死亡になる可能性が約1％（1／100回）あります。

羊水染色体検査

　羊水穿刺は、妊娠15〜16週以降に行われます。超音波検査で胎盤と赤ちゃんの位置を確認しながら羊水の多い場所を探して細い針を刺し、羊水を20mL程度採取します（図6）。ほとんどの場合、採取は5分程度で終了します。まれに、赤ちゃんの位置などの影響で羊水がうまく採れないことがあります。

　羊水染色体検査は、現在臨床で使用されている胎児染色体検査の中ではもっとも信頼性の高い検査ですから、この検査結果を最終的な診断と考え、その後の判断をすることになります。まれなことではありますが、検出された染色体の変化が病気の原因なのかを判断できないときに、赤ちゃんの母親とパートナーの染色体検査が必要となることがあります。また、モザイク型と呼ばれる、正常な染色体を持つ細胞と染色体疾患のある細胞が混在している状態が検出されたときは、診断の精度が下がり、その病気の予後予測が難しいことがあります。

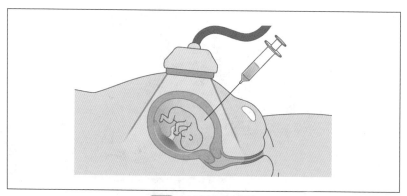

図6 羊水穿刺の方法

Column 胎児マイクロアレイ検査

　染色体検査は、顕微鏡を使って染色体の数や形を調べます。拡大して観察するとはいえ、染色体の細かな構造異常や遺伝子の配列の変化を検出することはできません。

　マイクロアレイという遺伝子解析技術を用いることで、顕微鏡下では検出することができないレベルの微細な変化、たとえば、遺伝子の全体や一部を含むDNA領域が抜け落ちた状態（欠失）や一部の領域が複数存在する状態（重複）のような遺伝子の変化を検査することができます。また、片親性ダイソミーと呼ばれる状態（通常2本1組で持っている常染色体は父親と母親から1本ずつ引き継ぎますが、片方の親から2本引き継いだ状態）を調べることもできます。このような染色体の変化が子どもの形態の変化や発達の遅れの原因になることが報告されるようになったため、生まれたときに複数の形態変化や発達の遅れが認められる子どもの病気に対して、原因探索のためにこの検査が行われるようになっています。さらに、近年の超音波検査の技術の向上によってお腹にいる赤ちゃんの形態的な変化が観察されやすくなったことから、形態変化のある赤ちゃんに対して、この技術を使って原因を探索する試みも行われています。

　この検査によって確認された変化について過去に蓄積された科学的データに基づき、病気の様子、赤ちゃんの発育の見通し、合併症の管理法、次のお子さんでの再発率など、詳しい情報が得られる可能性があります。ただし、このような検査を行うケースが多数あるわけではなく、参照できるデータが十分にないことから、この検査によって検出された変化が病気の原因かどうかが判断できないこともあります。また、この検査をしても何の変化も見つからないこともあります。この検査の実施にはお腹の中の赤ちゃんの形態学的な評価と遺伝学的検査についての詳しい知識が重要で、慎重に検討されるのが望ましいと考えられます。遺伝カウンセリングで適切な情報を得たうえで検査を受けるかどうかを判断してください。

羊水穿刺の合併症として、破水、出血、子宮内感染、穿刺針による母体（血管や腸管など）の損傷、羊水塞栓症※、流産や胎児死亡、早産などがあると報告されています。流産や胎児死亡になる可能性は、約0.1〜0.3％（1／1,000〜1／300）といわれています。

※羊水塞栓症：分娩時（帝王切開も含む）などに羊水が母体の血液中に入り、肺などに塞栓を作るとともにアレルギー反応を起こし、程度が強い時には母体死亡の原因にもなる。羊水穿刺時に起こったという報告はあるが、きわめてまれ。

6 放射線の影響

　妊娠中に放射線を使った検査を受けることは、赤ちゃんの器官形成や発育に影響する可能性があるため、できるだけ避けたほうがよいとされています。ただし、通常の検査で先天性疾患の原因となるほどの被ばくをすることはまずありません。

　放射線を使った検査をすでに受けてしまった、あるいは受ける必要があるといわれていて、その検査が赤ちゃんに対してどんな影響があるかを心配されている方は、まずは次の説明をよく読んでください。とくに、放射線被ばくを理由にして妊娠中断を考えている場合には、正しく知識を得てパートナーと話し合い、結論を出すようにしてください。

赤ちゃんへの影響について

　お腹にいる赤ちゃんへの放射線の影響を評価するには、子宮内にいる赤ちゃんへの被ばく線量の推定が重要です。また、妊娠週数によって発生しやすい異常やその程度が異なるため、被ばくした時期（妊娠週数）の情報も重要です。被ばく線量はGy（グレイ）という単位で表わされます※。赤ちゃんの被ばく線量は、お母さんの腹部表面の被ばく線量の約半分と考えられます。また、検査部位が子宮から遠ければ遠いほど赤ちゃんの被ばく線量は少なくなります。

　国際放射線防御委員会は、100mGy以下の放射線被ばくで妊娠中絶は

行われるべきでないとの見解を示しています。病院での一般的な検査によって100mGyの放射線被ばくが起こることは、ほとんどありません（**表5**）。たとえば、妊婦さんが胸部X線写真を1枚撮った場合、赤ちゃんの被ばく線量は0.01mGy以下、下腹部（骨盤部）X線撮影では1.1mGyです。CT検査で骨盤部の撮影を行うと、赤ちゃんの被ばく線量は25mGyです。ただし、この数値はあくまで平均値であり、実際の検査での被ばく線量とは異なる可能性があります。

　妊娠中に受けた放射線を使った検査のことで心配なことがあるときには、いつ受けたのか、体のどこの部位に、どのような検査を受けたのかをできるだけ正確に医師に伝えて、相談することが重要です。

＊放射線量の単位
● Gy（グレイ）は人体に吸収される放射線量を表し、吸収線量と呼ばれます。

表5 検査別の胎児の平均被ばく線量

検査方法	平均被ばく線量（mGy）	最大被ばく線量＊（mGy）
X線単純撮影		
頭部	0.01以下	0.01以下
胸部	0.01以下	0.01以下
腹部	1.4	4.2
腰椎	1.7	10
骨盤部	1.1	4
消化管造影検査		
上部消化管	1.1	5.8
下部消化管	6.8	24
CT検査		
頭部	0.005以下	0.005以下
胸部	0.06	0.96
腹部	8.0	49
腰椎	2.4	8.6
骨盤部	25	79

（国際放射線防護委員会2000より作成）

＊検査機器により、また撮影方法により、被ばく線量は変化します。最大被ばく線量とは、その線量を最大に見積もった量です。

- Sv（シーベルト）は吸収された放射線が人体に与える影響を表す単位で、実効線量などと呼ばれます。グレイ（Gy）を基に算出されます。
- m（ミリ）は１／1,000、μ（マイクロ）は１／1,000,000を表す単位です。
  1Gy＝1,000mGy，1mGy＝1,000μGy
  1Sv＝1,000mSv，1mSv＝1,000μSv

◆流　産

　動物を使った研究によれば、胚が着床する前に被ばくした場合には死亡するか生存するかのどちらかで、生存できれば放射線の影響はなく正常に発育できることがわかっています。人では、受精から着床前期（受精後10日まで・妊娠３週）において、胚（胎児）の被ばく線量が100mGy未満では致死的な影響は非常にまれだと考えられています。

◆形態異常

　赤ちゃんが器官形成期＊（受精後11日目〜妊娠10週）に被ばくした場合には、先天性疾患（形態異常）が起こることがあります。動物ではさまざまな形態異常が報告されていますが、ヒトでは中枢神経系の異常がほとんどで、小頭症＊＊が多いといわれています。小頭症は100〜200mGy以上被ばくした場合に発症率が上昇すると報告されていますが、100mGy未満で発症率は上昇しません。これは、広島・長崎の原爆で被ばくした妊婦さんから生まれた子どものデータからもいえます。日本産科婦人科学会・日本産婦人科医会のガイドラインでは、この時期であっても50mGy以下の被ばく線量であれば赤ちゃんに対する影響はないと明言しています。

＊　　器官形成期：赤ちゃんのさまざまな臓器が形作られている時期。
＊＊　小頭症：脳の発育が悪く、頭が大きくならない状態。精神発達遅滞、運動障害、けいれんなどの症状が見られる。

◆精神発達遅滞

　妊娠９〜16週の中枢神経系は細胞分裂が盛んで、この時期の被ばくは

精神発達遅滞の頻度を上昇させる可能性があります。この時期を過ぎた妊娠17〜26週では中枢神経系の放射線への感受性は低下しますが、影響は多少残るとされています。国際放射線防御委員会では、妊娠9〜16週に1,000mGyを被ばくすると知能指数（IQ）が30ポイント下がり、約40%に重い精神発達遅滞が発生し、妊娠17〜26週になるとその発症率は約10%に減少するとしています。しかし、100mGy未満の被ばくでのIQの低下は臨床的には確認されていません。

◆発がん性

　胎児は成人に比べて放射線に対する感受性が高く、器官形成期から分娩時までいずれの時期の被ばくであっても発がん効果はあると考えられます。具体的には、10mGyの被ばくは小児白血病を含めた小児がんの発生リスクを40%高めると推定されています。しかし、もともと小児がんの自然発生率は0.2〜0.3%と低いので、これが40%上がっても発生率は0.3〜0.4%に留まります。以上から、個人レベルでの発がんリスクはきわめて低いと考えられます。

◆遺伝的影響

　病院での一般的な検査によって赤ちゃんに100mGy以上の放射線被ばくが起こることはほとんどありませんが、たとえば、子どもを授かる前にお2人のどちらかががん治療のために放射線治療を受けていて、その放射線治療によって生殖細胞（卵子や精子）の染色体やDNAに突然変異が生じ、子ども（次世代）が病気になる可能性が高くなるかもしれないと不安になる方もいるかもしれません。国際放射線防御委員会は、広島・長崎の原爆被害者の子どもや孫、過去に小児がんで放射線治療を受けた生存者を対象に行った疫学研究で、次世代にがんや形態異常が増加するという事象は見られていないことから、ヒトにおいて遺伝的影響は確認されていないとしています。

　2011年３月の東京電力福島第一原子力発電所事故の発生以来、原発から拡散した放射線と放射性物質が多くの人々、とくに妊婦さんや子育て中のお母さんを不安にさせています。そこで、原発事故による胎児への影響について考えてみることにしましょう。

　私たちは普段から、宇宙から降りそそぐ宇宙線と、地球上に存在する天然の放射性物質からの放射線を浴びています（外部被ばく）。また、自然界の放射性物質を食物や空気から体内に取り込んでいます（内部被ばく）。これらによる被ばく線量は、世界平均で年間2.4mSvと計算されています（宇宙線0.4＋大地0.5＋食物0.3＋空気1.2＝2.4mSv）。ただし、大地からの放射線量は、土壌の成り立ちによって異なりますので、場所によってかなりの開きがあります。

　さて、事故から９年後（2020年３月）の東京都内の線量は約0.035μSv／h程度でした。この線量下で１年間生活しても年間の被ばく線量は0.3mSvであり、世界平均の自然放射線の被ばく量の４分の１程度の被ばく線量にしかなりません。仮に事故の影響で環境中の放射線量が1μSv／hであったとしても、年間8.76mSvの被ばく線量です。

　このレベルの線量を浴び続けることで健康被害がないとは断定できませんが、発がん性については10mSv未満の被ばく線量であれば、その影響は心配しなくていいと考えられています。器官形成期の奇形発生、妊娠9～26週の中枢神経系障害は50mSv以下では起こらないことが示されており、その面での影響も心配するレベルにはありません。

　食品に含まれる放射性物質も気になるところですが、現在の食品に関する規制が正しく運用されていると考えるならば、食品による年間1mSv以上の内部被ばくは起こらないでしょう。

　これらの事実をまとめますと、事故の影響による被ばく線量は少ない方がよいことは当然ですが、科学的に考えれば、現状の放射線レベルで赤ちゃんへの健康被害は起こることはないといえるでしょう。

7 出生前検査で見つかることのある先天性疾患

　すべての先天性疾患が妊娠中に見つかるわけではありません。ここでは、出生前検査によって見つかることのある赤ちゃんの病気について、いくつかの例をあげて説明します。

形態的な疾患の例（1）　先天性心疾患

　心臓は、妊娠初期（10週）にその基本構造が作られ、胎児期においても赤ちゃんの血液の循環に関わる重要な臓器で、その機能を維持するために複雑な構造をしています。妊娠初期を過ぎると、超音波検査によって形態的な観察ができるようになります。

　先天性心疾患は、先天性疾患の中でもっとも多く、100人に1人くらいの頻度といわれています。その疾患の種類や程度はさまざまで、出生後に自然に治るものもあれば、出生後に治療することができて、その後の発育や発達には何の影響も及ぼさないものもあります。まれではありますが、妊娠中や出生後に赤ちゃんの生命を左右するものもあります。妊娠中に胎児の超音波検査を行うことで、赤ちゃんの心臓の形態的な疾患や機能の低下が見つかることがあります。もし心臓に何か病気があるとわかった場合には、胎児の心疾患に詳しい産婦人科医や小児循環器の専門家によって評価され、それぞれの状態に応じて妊婦健診や分娩の計画が立てられます。たとえば、分娩時や出産直後に専門的で高度な医療を必要とする可能性が考えられるケースでは、その対応ができる病院での分娩を検討することがあります。

形態的な病気の例（2）　神経管閉鎖不全症

　神経管とは、脳や脊髄となる神経組織を保護する管状の構造物で、妊娠6週末の胎芽期にすでにその構造が完成するといわれています。神経管の頭側は脳を収容する頭蓋骨となり、反対側は脊椎となります。神経管閉鎖不全症は、閉鎖されるはずの神経管の一部が閉じられず、そこから神経組

　2002年の日本の統計によると、出産1万人に対して無脳症が1.34人、脳瘤が0.9人、二分脊椎が5.49人生まれていると報告されています。日本は諸外国に比較して神経管閉鎖不全症の発症が少ないといわれていましたが、近年は増加傾向にあります。

　この神経管閉鎖不全症の発症に葉酸が関与していることはよく知られています。葉酸はほうれん草やブロッコリーなどの野菜、大豆やレバーなどに多く含まれる栄養素です。これまでの研究で妊娠の少なくとも1か月前から妊娠3か月までの間に、食品や栄養補助食品（サプリメント）から1日0.4mg（400μg）以上の葉酸を摂取すれば、神経管閉鎖不全症発症のリスクが下がることがわかっています。

　そこで、妊娠を希望するすべての女性に、食品からの摂取に加え、1日あたり0.4mg（400μg）以上1mg（1,000μg）以下の葉酸をサプリメントとして摂取することが推奨されています。葉酸サプリメントの服用を開始する時期は、理想的には妊娠する1か月以上前からがいいのですが、妊娠3か月以降であっても服用を開始したほうがいいといわれています。その理由は、1日0.4mg（400μg）の葉酸摂取であれば副作用がほとんどないことに加えて、早産、胎児発育不全、常位胎盤早期剥離、妊娠高血圧症候群などのリスクを減少させる可能性があるからです。1日1mg（1,000μg）以上の葉酸サプリメントを摂取する場合には医師に相談しましょう。

　葉酸サプリメントは現在数多く販売されており、ドラッグストア、通販、コンビニエンスストアなどで入手できます。しかし、できるだけ薬局や薬店で薬剤師から説明を受けて購入されることをお勧めします。

織がはみ出してしまう状態で、その部位によって無脳症、脳瘤、二分脊椎などとなります（図7）。無脳症の赤ちゃんは出生後、数日から数週間で亡くなってしまいます。二分脊椎は、脊椎の骨が左右に開いていてそこから神経が脱出する病気で、軽度のものから神経が皮膚を破って体外に出て

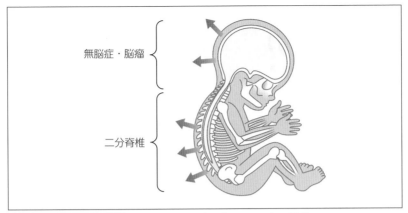

無脳症・脳瘤

二分脊椎

図7 神経管閉鎖不全の起こりやすい部位

いるものまであり、脱出の程度と部位によって障害の程度が異なります。生後早期の手術によって治癒する軽症のケースもありますが、排便、排尿機能の障害をはじめとした運動麻痺や感覚麻痺による生活機能障害を伴うケースもあります。神経管閉鎖不全症の予防に葉酸のサプリメントとしての服用が有用といわれています（p.25、p.168 Column参照）。

染色体疾患の例（1） ダウン症候群（21トリソミー）

　ダウン症候群は21番染色体が3本ある染色体疾患で、21トリソミーとも呼ばれます（図8）。最近の日本の統計では、ダウン症候群児の出生頻度は約800人に1人といわれています。ダウン症候群は、常染色体の数的変化の中ではもっとも頻度が高いことが知られていますが、それは、21番染色体には他の染色体と比べて生命の維持に必須の情報が多く含まれていないために、他の染色体に数的変化が起きた場合に比べて流産や死産にならずに生まれてくる確率が高いからと考えられています。

　ダウン症候群では、知的発達や運動発達がゆっくりである、先天性心疾患や消化器疾患などを合併することがある、などの特徴が知られていますが、それらが必ずみられるわけではありません。中には健常者と大差なく社会生活を営んでいる人もいます。

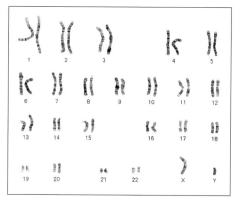

正常な染色体（男児）

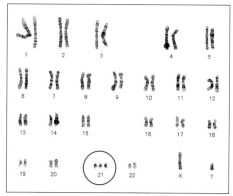

ダウン症候群の染色体
（男児）

図8 正常な染色体とダウン症候群の染色体

　根本的な治療法は今のところありません。そのため、その子の発育・発達する能力を最大限に伸ばすために「療育」と呼ばれるアプローチがとられています。

染色体疾患の例（1-2）　転座型ダウン症候群

　ほとんどのダウン症候群は偶発的に発生しますが、中には両親のどちらかの染色体の個性に由来するものがあります。転座型ダウン症候群と呼ばれるものの一部がそれに該当します。「転座」というのは、染色体の一部が切れて別の染色体にくっついている状態のことです。転座型ダウン症候群では、正常な２本の21番染色体とは別に、もう１本の余分な21番染色

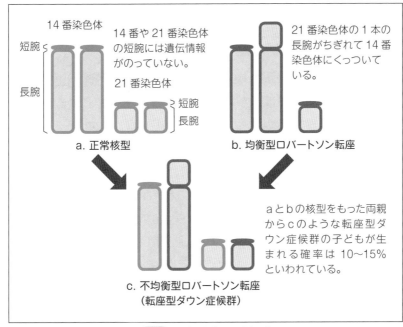

14番染色体

短腕

長腕

14番や21番染色体の短腕には遺伝情報がのっていない。

21番染色体

短腕
長腕

a. 正常核型

21番染色体の1本の長腕がちぎれて14番染色体にくっついている。

b. 均衡型ロバートソン転座

aとbの核型をもった両親からcのような転座型ダウン症候群の子どもが生まれる確率は10～15％といわれている。

c. 不均衡型ロバートソン転座
（転座型ダウン症候群）

図 9 転座型ダウン症候群

体が他の染色体にくっついて存在します。転座型ダウン症候群はダウン症候群全体の3～4％程度を占めています。転座型ダウン症候群の一部は偶発的に発生しますが、一部は両親のどちらかが均衡型ロバートソン転座という染色体の個性を持っている場合に起こります。均衡型ロバートソン転座は1本の21番染色体が他の染色体にくっついている状態です（図9-b）。21番染色体の数（量）には変化はありませんので、均衡型ロバートソン転座を持つ方（保因者）はダウン症候群ではありません。しかし、均衡型ロバートソン転座の保因者では配偶子（精子あるいは卵子）が作られる過程において染色体の量が不均衡になることがあり、結果として図9-cのように21番染色体の長腕部分が3本分の量になってしまうことがあります。

　両親のどちらかが均衡型ロバートソン転座保因者の場合、母親の年齢に関係なくダウン症候群の子どもが生まれる可能性は高くなります。ロバー

トソン型転座には複数の種類があり、どのタイプのロバートソン型転座か、保因者は父親か母親かによって、その影響の可能性は違ってきます。

染色体疾患の例（2） 18トリソミー（エドワード症候群）

　18トリソミーは、18番染色体が3本ある染色体疾患で、エドワード症候群とも呼ばれます。21トリソミー（ダウン症候群）の次に多く、5,000〜7,000人に1人の頻度で生まれます。

　18トリソミーの赤ちゃんの状態は一人ひとり大きく異なりますが、発育の遅れに加えて、心臓やその他の臓器に合併症を持つことが多いことが知られています。新生児期に亡くなる赤ちゃんが多く、1歳を迎えられるのは10％程度といわれています。また、胎児期から発育に遅れがみられ、胎児死亡になることも多いといわれています。

　以前は、「18トリソミーの赤ちゃんは、ほとんどが重篤な心臓の合併症を持っていて、発育にも相当な遅れがみられるので、積極的な治療の対象にならない」と考えられてきました。しかし、かつては短命だといわれていたダウン症候群の赤ちゃんに対して積極的に外科的手術が行われているように、18トリソミーの赤ちゃんについての認識も少しずつ変わってきています。

染色体疾患の例（3） 13トリソミー（パタウ症候群）

　13トリソミーは、13番染色体が3本あることが原因で起こる染色体疾患で、パタウ症候群とも呼ばれています。13トリソミーの赤ちゃんの状態は他のトリソミーと同様に一人ひとり大きく異なりますが、口唇口蓋裂、多指趾症、眼の病気、先天性心疾患や全前脳胞症という脳の構造変化など、複数の合併症を有することがあります。呼吸障害のため気管挿管などの呼吸補助や哺乳・摂食のためのチューブ（経管栄養）が必要になることも多い疾患です。

　妊娠初期に13トリソミーと判明しても、半数以上は妊娠40週までに子宮内胎児死亡になるといわれています。また、生まれた後も半数近くが1

週間程度で死亡し、1年以上生存できるのは10%未満といわれています。

8 遺伝カウンセリング

　遺伝カウンセリングは、クライエント（相談したい人：患者さんやその家族）が、遺伝的な背景が病気の発症に与える影響について理解し、検査や治療の選択肢について自立的に選択・決定できるようにサポートする医療です。クライエント自身あるいは家族の病気の状況を把握し、クライエントが抱えている不安や心配なことを聞き、それらに応じた医学的・遺伝学的情報を提供するとともに、考えや気持ちを整理する支援を行います。産婦人科の領域では、「高年妊娠が不安」「羊水検査を受けるかどうか迷っている」「超音波検査で染色体の病気の可能性があると言われた」など、さまざまな相談があります。出生前検査についてもっと知りたいと思った時やご自身や血縁者の病気が子どもに遺伝する可能性についての情報を得たい時も遺伝カウンセリングを受けることができます。疾患の領域に関係なく相談することができますし、家族と一緒に話を聞くこともできます。

　遺伝カウンセリングを行っている病院は増えています。昭和大学病院では産婦人科の中に遺伝カウンセリング外来を設け、臨床遺伝専門医や認定遺伝カウンセラーが相談に応じています。また、昭和大学病院を含む一部の病院では、個別の対応をする遺伝カウンセリングとは別に、妊婦さんやそのパートナーの方々向けの出生前検査に関する講座を開催しています。

3 ハイリスク妊娠と 妊娠中の合併症

1 高年妊娠

高年妊娠とは

　高年妊娠は近年の晩婚化の影響もあって増加傾向にあります。高年初産は35歳以上の初産婦と定義されていますが、この35歳という年齢をターニングポイントとして生理的にいろいろな問題が起こりやすくなるというわけではなく、ただ社会的、医学的な見地から目安として区切りを設けたにすぎません。しかし、35歳以上と35歳未満の妊婦さんに分けて妊娠中に起こる合併症の頻度を比較すると、35歳以上の妊婦さんで発症率が高い傾向にあるのも事実です。この場合の違いというのは、あくまでも集団としてみた場合に合併症のリスクが上昇するということです。身体的な要因などは個人差が大きく、35歳を超えたから個人としてリスクが高まるというわけではありません。

流産と染色体疾患について

　妊婦さん全体の自然流産率は15〜20%といわれており、この割合は時代にかかわらずほぼ一定です。精子、卵子や受精卵が作られる段階で一定の割合で異常が起こるためと考えられます。

　流産率を年齢別に見てみると、母体の年齢が25〜34歳では10%程度ですが、35〜39歳になると20%に、40〜44歳では40%、45歳以上では80%を超えるという報告があるように、高年妊娠での流産率は高くなります（図1）。この原因となっているのは、赤ちゃんの染色体疾患の増加です。妊娠15〜27週の赤ちゃんが染色体疾患を持つ確率は、35歳で1/295（0.3%）、40歳で1/86（1.2%）、45歳で1/29（3.4%）と上昇します。しかし、40歳の女性であっても、赤ちゃんが染色体疾患を持つ確率は約1%であり、約99%は染色体疾患がない赤ちゃんということにな

りします。ですから、妊娠が正常に進んでいる状況では、高年妊娠だからといってさほど心配しなくてもいいことになります。

染色体疾患について、心配なことやわからないことがあるときは担当医に質問してください。遺伝カウンセリングを受けることもできます（p.173参照）。

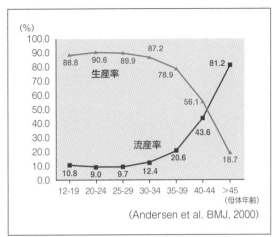

(Andersen et al. BMJ, 2000)

図1 年代別の流産率

高年妊娠に伴う妊娠合併症について

妊娠中の合併症（妊娠に関連して起こる病気）には妊娠高血圧症候群や妊娠糖尿病などがありますが、これらの発症率も高年妊娠で高まります（表1）。原因は、高血圧や糖尿病などの生活習慣病の発症率が年齢とともに高まるためで、生活習慣病の予備軍の状態にある女性が妊娠することにより、妊娠自体による負担がからだにかかり、いわば妊娠が呼び水のようになって、将来、発症するはずの病気が妊娠中に出てくるためと考えられます。ちなみに妊娠糖尿病の妊婦さんは、産後5～16年で17～63%が糖尿病を発症すると報告されています。

また、子宮筋腫は40歳の女性の40%にあるといわれていますので、高年妊娠では子宮筋腫合併妊娠の頻度も高まります。筋腫は妊娠中に大きくなることが多く、大きい筋腫では妊娠中に変性して強い下腹部痛を訴えることもあります。さらに、切迫流産・切迫早産、早産や分娩時の大量出血などの原因になることもあります。

高年妊娠では帝王切開率が高くなることも知られています。高年妊娠の

表 1 妊娠中に起こる合併症のリスク

合併症	リスク比**	
	35〜39歳	40歳以上
流産	2.0*	2.4*
染色体疾患	4.0*	9.9*
妊娠高血圧症候群	0.9	1.1
妊娠糖尿病	1.8*	2.4*
前置胎盤	1.8*	2.8*
常位胎盤早期剝離	1.3	2.3*
早産	1.0	1.4*
低出生体重児	1.1	1.6*
帝王切開分娩	1.6*	2.0*
周産期死亡	1.1	2.2*

*35歳未満の妊婦さんに比べて統計学的に有意に頻度が高いと考えられているもの。
**35歳未満の妊婦さんに比べて合併症を何倍起こしやすいかを示しています。
(Cleary-Goldman, J. et al. Obstet Gynecol. 105, 2005, 983より引用・一部改変)

経腟分娩では、軟産道強靭といって腟や会陰の組織が硬くなっていることもあり、体力的な影響もありますが、分娩時間が長くなる傾向があります。また、赤ちゃんの発育不全、妊娠高血圧症候群を併発した、などのさまざまな理由で帝王切開が選ばれることが多くなります。

　しかし、全体的にみれば、高年妊娠が大きな問題になるとは考えないでいいと思います。ほとんどの場合は「案ずるより産むが易し」で、40歳以上で普通に分娩している方はたくさんいますので過度な心配はいりません。ただし、いろいろな意味で注意は必要です。

2 双胎妊娠

双胎の種類

　双胎とは"双子"のことで、80人の妊娠に 1 人ぐらいの頻度とされて

176

います。双胎妊娠ではお母さん・赤ちゃんの両方が妊娠中に何らかの異常を起こすことが多く、通常よりきめ細かな周産期管理（妊娠中の管理や生まれてきた赤ちゃんの管理）が必要になります。

◆1卵性、2卵性

双胎にはいろいろなタイプがありますが、1卵性、2卵性という分け方はよく知られています。

1卵性とは1個の受精卵が発育の早い段階で2つに分割して双子となって発育したもので、2人の赤ちゃんは遺伝的にまったく同じです。

2卵性は排卵した2個の卵子がそれぞれ受精し着床したもので、遺伝的には、きょうだい同士と同じです。2卵性では胎盤が2つあり、赤ちゃんの性別が異なることもあります。

◆膜性診断

膜性診断による分け方もあります。2卵性では受精卵が2個あり、胎盤も2個作られます。2人の赤ちゃんを包む卵膜も単胎と同じく2重（1枚の絨毛膜、1枚の羊膜）で、2人の赤ちゃんの境界では卵膜は2枚ずつ重なって4枚になり、2絨毛膜2羊膜性双胎（DD双胎）となります（図2左）。一方、1卵性の場合は、受精した1つの卵が2人の赤ちゃんに分かれる時期によって、2人の赤ちゃんの間の卵膜の枚数や胎盤の数が違ってきます。受精後すぐに2つに分離した場合、卵膜は2卵性と同様に4枚になり（DD双胎）、受精後4〜8日後に分離した場合は2枚になり（1絨毛膜2羊膜性双胎＝MD双胎）（図2中央）、受精後8日後以降に分離した場合は赤ちゃんの間に卵膜が見えません（1絨毛膜1羊膜性双胎＝MM双胎）（図2右）。卵の分割が不十分な場合には、結合体（2人の児の一部がつながっている）となることもまれにあります。

双子のお母さんの妊娠中の管理で重要なことは、上記のような膜性診断を妊娠の早い時期に行っておくことです。膜性診断は妊娠初期を逃すとできなくなり、その膜性に応じた適切な妊娠中の管理ができなくなってしま

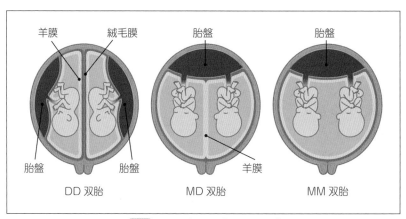

図2 双子（ふたご）のタイプ

います。

双胎妊娠は単胎妊娠に比べ、お母さん・赤ちゃん双方にいろいろな異常を合併しやすくなります。

双胎妊娠では約半数が早産になります。赤ちゃんに人工呼吸器が必要になる可能性の高い32週未満の早産も15％ぐらいで起こります。また、妊娠高血圧症候群も20％ぐらいに起こるといわれていて、そのリスクは単胎妊娠の５倍で、重症化することも多いとされています。妊娠貧血も80％以上で起こります。

MD双胎の合併症

MD双胎の場合、とくに問題となるのが双胎間輸血症候群（TTTS）といわれる病気です。MD双胎では１つの胎盤を２人の赤ちゃんが共有しているので、赤ちゃん間で血液が行き来していますが、TTTSが起こると血液供給を多く受ける赤ちゃん（受血児）と十分に受けられない赤ちゃん（供血児）が出てきます（**図3**）。受血児では、循環血液量が増え、多血症になり、しだいに心臓に負担がかかり、心不全、胎児死亡を起こすことも

あります。また、尿量も増えて羊水過多となります。一方、供血児の赤ちゃんは貧血、低血圧、循環不全の状態になり、さらに、十分な栄養供給を受けられず、発育にも遅延・停止が起こります。尿量も減少して羊水過少となり、胎児死亡を起こすこともあります。

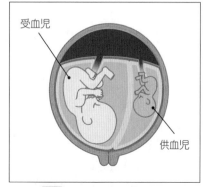

図3 胎児間と胎盤の血流

TTTSの発症頻度は10%程度で、発症のピークは妊娠20週前後ですが、妊娠中のどの時期にも起こります。また、その発症を予測することは困難です。妊娠28週以前にTTTSを発症した場合、何も処置しないと90%以上の赤ちゃんが死亡すると報告されています。

TTTSの徴候が見られた場合は、その時点での妊娠週数なども考慮しつつ、赤ちゃんへの影響が強くなりすぎる前に帝王切開するなどの処置が必要になります。お母さんが安静にしているとTTTSの頻度は低下するという報告もありますので、妊娠22週頃からなるべく無理をしないように心がけ、また、赤ちゃんの発育は順調か、2人の赤ちゃんに体重差はないか、羊水量に差や変化はないかなど、頻回にチェックを繰り返すことでMD双胎の赤ちゃんの予後は改善できると考えています。

TTTSがなくても両児の発育差が問題になることもあります（10%程度の頻度）。一方の赤ちゃんの発育が極端に悪い場合や推定体重の差が25%以上ある場合には、とくに注意深い管理が必要といわれています。

また、MD双胎の一方の赤ちゃんが亡くなった場合、その赤ちゃんに胎盤を経由して生存児の血液が急速に流れ込み、生存児に急激な貧血や低血圧を起こすことがあり、このことが生存児の脳障害や胎児死亡の原因になることも知られています。MD双胎の1児死亡での、もう片方の赤ちゃんの死亡率は9〜29%、神経学的な後遺症を残す確率は12〜26%と報告されています。

（昭和大学病院）

　1絨毛膜双胎妊娠では、ごくまれですが「無心体双胎」という異常が起こることがあります。無心体双胎では、胎盤を共有する2児のうち、一方は心臓がなく生存できない「無心体」で、一方の胎児は正常です。正常な胎児は、共有する胎盤を通じて無心体に血液を供給する形になり、心臓に大きな負担がかかります。このため、無心体への血流を止めないと、約半数は心不全で死亡してしまいます。

　「無心体」の児への血流を止めるには、妊婦さんに全身麻酔をしたうえで腹部に針を刺し、レーザーなどで臍帯血流を焼き固める手術が必要です。しかし、この方法には流産・早産、感染のリスクがあります。

　昭和大学病院産科チームでは、流産・早産や感染のリスクがなく、妊婦さんにも侵襲の少ない治療法を研究してきましたが、2012年5月に実際の治療に世界で初めて成功しNHKテレビなどでも報道されました。この治療法は、通常の超音波検査で使う100万倍のエネルギーの超音波を子宮の中の無心体の赤ちゃんの血管、直径約1ミリの範囲に集中し、高熱を発生させて血管を焼き固めるものです。お腹の上から超音波を当てるので、これまでの方法に比べて明らかに低侵襲です。さらに、この治療法は無心体双胎だけでなく、赤ちゃんの腫瘍など他の胎児治療にも応用できます。私たちは引き続きこの治療法の改良に取り組んでいます。

分娩の方法

　DD双胎で第1子（最初に生まれてくる赤ちゃん）が頭位の場合には経腟分娩できる場合があります。双胎の分娩方針は施設によって異なりますので、分娩する施設の担当医に相談してください。昭和大学病院の場合、第1子が骨盤位の場合やMD双胎の場合には、帝王切開を選択しています。

3 Rh式血液型不適合妊娠

Rh式血液型不適合妊娠とは

　Rh式血液型不適合妊娠は、お母さんの血液型がRh−（マイナス）で、お腹の中の赤ちゃんの血液型がRh＋（プラス）の場合に起こります。

　Rh式血液型では、赤血球の表面にD抗原を持っている人をRh＋、持たない人をRh−と分けます。日本人の99％はRh＋です。お母さんがRh−で、お父さんがRh＋の場合、赤ちゃんの血液型はRh＋、Rh−の両方の可能性がありますが、日本では90％以上がRh＋で生まれてきます（表2）。Rh＋の赤ちゃんを妊娠したRh−のお母さんは、妊娠中、特別な管理が必要となります。

どのようなことが起こるか

　赤ちゃんの血液とお母さんの血液は胎盤によって隔てられていますが、ごく少量の赤ちゃんの血液が母体血中に漏れ出ていることが知られています。さらに、何らかの原因で赤ちゃんの血液が多量にお母さんの血液中に入ってしまうことがあり、その頻度は妊娠後期、とくに分娩時に高いといわれています。

　Rh＋の赤ちゃんの血液の一定量以上がお母さんの血液中に入ると、そ

表2 両親の血液型の組み合わせによる赤ちゃんの血液型[*]

		お父さん Rh＋			お父さん Rh−	
		＋＋	＋−		−−	
お母さん Rh＋	＋＋	Rh＋	Rh＋	Rh＋	Rh＋	
	＋−	Rh＋	Rh＋	Rh−	Rh＋	Rh−
お母さん Rh−	−−	Rh＋	Rh＋	Rh−	Rh−	

[*] 2本の1番染色体上にRhDの遺伝子座があり、そのどちらかにRhD遺伝子があればRh＋となり、なければRh−となります。

れを壊すためにお母さんの血液中に抗D抗体という物質が作られることがあります。一度抗体が作られると、今度はその抗D抗体が母体の血液中から胎盤・臍帯を通って赤ちゃんの血液中に移行します。この抗体は赤ちゃんのRh＋の赤血球を攻撃し、赤血球を壊してしまうことで、赤ちゃんは貧血になり、さらに重症化すると心不全になり、胎児死亡の原因にもなります。

妊娠中の管理

Rh－のお母さんの妊婦健診では、間接クームス試験と呼ばれる検査を定期的に行い、母体に抗D抗体が作られていないことを確認します。

妊娠後期になると赤ちゃんの血液が母体に漏れ出る危険性が高まりますので、妊娠28週頃、間接クームス試験を行い、抗D抗体がまだ作られていないことを確認してから、抗Dヒト免疫グロブリンを注射します。この注射により抗D抗体が作られることをある程度予防できますので、Rh－のお母さんにはこの注射を受けることが必要です。

Rh－のお母さんのからだの中で抗D抗体が作られてしまった場合は、今のところ適切な治療法はありません。超音波検査で赤ちゃんの状態を細かく確認し、心不全などの徴候が出てきた場合は、妊娠週数にもよりますが、基本的には帝王切開でお産をし、お母さんと赤ちゃんを分離したうえで赤ちゃんの治療を行うことになります。

 ## 4 妊娠初期の出血

正常な出血

超音波検査で子宮の中に赤ちゃんの袋（胎嚢）や小さな赤ちゃん（胎芽）が見えるようになる妊娠初期に、約30％の妊婦さんが少量の性器出血を経験します。これは、胎盤をつくる絨毛という赤ちゃん側の細胞が、子宮内膜の血管を破って内膜の中に深く侵入していくために起こると考えられています。このような侵入の過程を経て、絨毛細胞は子宮内膜の血管

から酸素や栄養を受けとることができるようになります。したがって、このような妊娠初期の出血は異常ではなく、流産を引き起こすこともまれです。

　妊娠初期は、胎芽が正常に発育しているか、また、胎児心拍があるかを確認することが大切です。これらが確認できていれば、たとえ少量の出血があっても流産するリスクは低いと考えられます。妊娠初期の少量の出血や軽い下腹部痛に対しては、自然の経過を観察し、胎芽が正常に発育してくることを見守ります（ご自宅で安静にしていただきます）。ただし、症状が強い場合は入院をお勧めする場合もあります。

妊娠初期の流産

　妊娠初期に流産が多いということは事実で、全妊婦さんの15〜20%が流産します。妊娠初期の流産の原因はその98%以上が胎児側にあるとされ、そのうち2/3程度に染色体疾患を認めます。赤ちゃんの先天的な形態変化も多く観察されます。これらのほとんどは精子と卵子が受精した時点で決まってしまっていることで、現代の医療をもってしてもそれを治療することはできません。また、このような妊娠初期の流産に伴う出血は、子宮の中で赤ちゃんが亡くなって、しばらくしてから起こることが多いと考えられています。

　出血と下腹部痛がある状態を切迫流産といいますが、受精卵に異常があって流産する妊娠に子宮収縮抑制薬や止血薬などを使用しても流産の予防はできません。また、赤ちゃんにとってもっとも重要な器官形成期にそれらの薬剤を使用することは、逆に赤ちゃんにとって不利益になる可能性もあります。

表3　出血時の対応

● 少量の出血・軽い下腹部痛	➡ 自宅で安静にして経過観察
● 月経時より多い出血（流産の可能性あり）	➡ 外来を受診
● 強い下腹部痛（異所性妊娠などの可能性あり）	➡ 外来を受診

出血した血液の一部が子宮内に溜まった状態（絨毛膜下血腫）になることがあり、この貯留した血液の量が多いときには比較的遅い時期の流産の原因になることがまれにあります。このような絨毛膜下血腫が大きい場合には、入院して安静を保ったり、子宮収縮抑制薬投与の効果が期待できることもあります。

出血が多いとき、下腹部痛が強いとき

　出血が月経時より多い場合は、流産が始まっていて手術（子宮内容除去術）が必要なこともあります。また、下腹部痛が強い場合には異所性妊娠（子宮外妊娠）などリスクの高い妊娠の可能性もありますので、外来を受診していただく必要があります。

5 前置胎盤・低置胎盤

前置胎盤とは

　胎盤は通常、子宮体部という子宮の奥のほうに作られます。これに対し、子宮口（内子宮口：子宮口の内側の端）を覆うように胎盤があるものを前置胎盤といいます（図4）。前置胎盤では陣痛で子宮が収縮し子宮口が広がると、子宮口付近の胎盤が剝がれて血管が裂け、時に大量出血を起こします。

　また、子宮口付近の子宮内膜は、子宮体部に比べ薄くなっています。この薄い子宮内膜の上に胎盤が作られると、胎盤が子宮

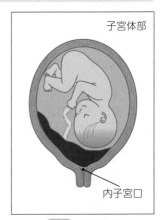

図4　前置胎盤

内膜を越えて子宮の筋肉の中にまで入り込んでしまう癒着胎盤（p.186参照）も起こりやすくなります。前置胎盤の5～10%が癒着胎盤を合併すると報告されています。

前置胎盤の分娩様式

　前置胎盤の分娩は帝王切開になります。通常の帝王切開は、子宮口の近くを横に切開しますが、その部分を胎盤が覆っている場合には、子宮体部を切開することになり、通常の帝王切開に比べ出血量が多くなります。また、胎盤が剥がれる際には胎盤につながる多くの血管が切断されて出血しますが、通常は子宮の収縮がその血管を圧迫して出血を止めます。しかし、子宮口付近の子宮収縮は弱く、胎盤剥離後の出血が多くなることが高頻度に起こります。また、癒着胎盤によって胎盤が剥がれないこともあります。

　このような状況で出血が多量になる場合には、帝王切開に引き続いて子宮摘出が必要になることもあり、その頻度は4.5％と報告されています。前置胎盤の帝王切開での平均出血量は1,300mLと多く、15％程度で輸血が必要になると報告されています。

　また、帝王切開を行う時期は通常の帝王切開の時期（37〜38週）より早まる（34〜37週）ことがあります。

低置胎盤とは

　低置胎盤とは、胎盤が分娩時に赤ちゃんの通り道となる子宮口を覆っていないものの、胎盤の辺縁が内子宮口から2cm以内にある場合をいいます（図5）。また、前置胎盤と同様に、低置胎盤でも癒着胎盤を合併することがあります。

　妊娠後期に胎盤辺縁が1cm以下の場合（辺縁前置胎盤）には、帝王切開が必要になります。また、胎盤が子宮から剥がれた後に出血が多くなる可能性もあり、子宮摘出となることもあります。

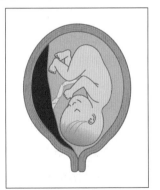

図5 低置胎盤

前置胎盤・低置胎盤の診断

　診断は経腟超音波検査を用いて行います。ただし、妊娠経過とともに子宮は大きくなり、子宮下部は引き伸ばされ、それに伴って胎盤の下縁は上方に移動していきますので、最終診断は32週までに行われます。その際、MRI検査を実施して、前置胎盤・低置胎盤の診断、後述する癒着胎盤の診断や評価の補助に役立てることもあります。

前置胎盤の管理

　前置胎盤では、妊娠30週過ぎから警告出血という性器出血が見られることがあります。通常の妊娠でも子宮収縮が起こりやすくなる時期です。この時期に、上述の癒着胎盤のリスク評価も行います。また、帝王切開時には出血が多く予想されるため、自己血輸血（あらかじめ採血して血液を保存し、手術時に戻すこと）も考慮されます。

　出血した場合には入院が必要となることがあります。少量の出血の場合は、安静にして帝王切開の時期を待ちます。実際の手術時期ですが、37週頃に予定されることが多いと思います。ただ、その前に出血し、その出血が多くなった場合には帝王切開するしかありません。赤ちゃんが十分に発育する前であれば、生まれた赤ちゃんは新生児集中治療室（NICU）での管理が必要になります。できるだけ妊娠期間を延長し、赤ちゃんが成長してから分娩できるようにすることが重要です。

癒着胎盤

　癒着胎盤とは、子宮内膜の範囲を越えて子宮の筋肉内にまで胎盤が食い込んで発育した状態をいいます（図6）。ごく浅い食い込みの場合には、分娩後に胎盤が剥がれることもありますが、深い場合には胎盤は子宮筋から剥がれません。胎盤全体が子宮筋に食い込んでいるわけではないので、食い込んでいない部分の胎盤が剥がれ、その部分からの出血が持続し、結果的に大量出血になります。

　癒着胎盤は、前置胎盤の約5〜10%に合併することが知られています。

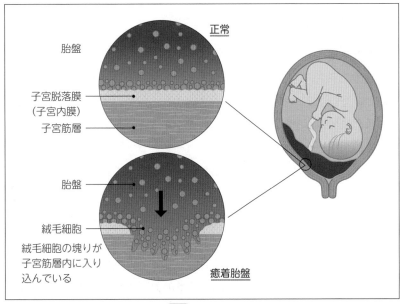

図6 癒着胎盤

正常

胎盤

子宮脱落膜
（子宮内膜）

子宮筋層

胎盤

絨毛細胞

絨毛細胞の塊りが
子宮筋層内に入り
込んでいる

癒着胎盤

また、子宮に帝王切開や子宮筋腫などの手術の傷がある場合には、癒着胎盤のリスクがさらに高まることも知られています。過去に帝王切開を受けた回数が1回、2回、3回以上と増えるにつれ、前置胎盤での癒着胎盤合併率はそれぞれ11%、39%、60%と増加することが報告されています。

　癒着胎盤のリスクは過去の手術歴や今回の妊娠が前置胎盤の場合に高まるわけですが、癒着胎盤か否かを分娩前に診断することは、現実的には不可能な場合がほとんどです。超音波検査やMRI検査を行い、子宮筋層に明らかに胎盤が食い込んでいる像が見えれば強く疑うことができますが、それ以外の場合には診断できません。通常、癒着胎盤は赤ちゃんが生まれた後で胎盤が剥がれないことで診断されます。癒着胎盤では出血が大量になり、輸血が必要になるばかりか、緊急でカテーテルによって子宮に流れ込む大きな血管を塞栓物質で詰める子宮動脈塞栓術（UAE）や子宮摘出術が必要になることもあります。

胎盤と臍帯

　妊娠中の子宮の中には、赤ちゃんの他に胎盤、臍帯（へその緒）、羊水、卵膜が存在します。卵膜とは薄い弾力性のある膜で、子宮の内側を裏打ちするように覆い、その中に羊水が入っています。これらは赤ちゃんが生まれた後に胎盤と一緒に出てきます。

　胎盤は、子宮側から来る母体血と臍帯から流れてくる胎児血を別々に受け入れ、酸素や栄養、不要な物質などの交換を行う重要な働きをしています。通常、妊娠10か月では直径約20cmの円形か楕円形をしており、子宮壁に付着しています（図7）。

　臍帯は胎盤の中央かやや側方から出ています。妊娠10か月では約50cmの長さがあり、直径2cmの中に細い2本の臍帯動脈と1本の臍帯静脈がらせん状に走行しています。臍帯血管は胎児に酸素などの重要物質を運ぶライフラインになりますので、外力によって押しつぶされないように膠質と呼ばれる弾力のある組織で包まれ、保護されています。

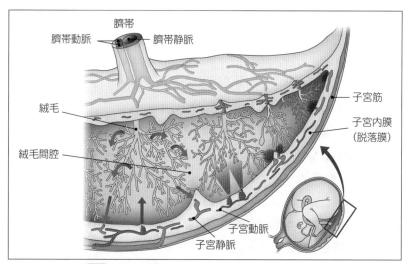

図7 胎盤の構造　母体血と胎児血が循環している。

臍帯卵膜付着の合併症

　臍帯卵膜付着（以下、卵膜付着）とは、臍帯が胎盤の上から出てくるのではなく、胎盤から離れた卵膜の部分から出てくる異常です（図8）。赤ちゃんのおへそから卵膜に到達するまでの臍帯は正常なのですが、臍帯が卵膜に付着した場所から胎盤までの間の臍帯血管（この部分を遊走血管といいます）が、膠質に守られないむき出しの状態で、外力に弱い構造になってしまっています。卵膜付着は全分娩の1〜2％に発生するといわれています。むき出しの血管部分が慢性的に圧迫されたり、陣痛や破水が起こった時などにトラブルが起きたりしますが、すべての症例が問題になるわけではありません。臍帯卵膜付着で起こりやすい合併症には胎児発育不全や胎児機能不全があります。これは卵膜上を走っている血管の圧迫により、胎児への血流が慢性的に障害されるためと考えられています。妊娠後期には胎児心拍数をこまめにモニターすることで、変化をとらえることができる可能性があります。また、卵膜付着は、細く弱い遊走血管が卵膜上にある状態ですので、破水（卵膜の一部が破けること）した場合、非常にまれですが遊走血管が断裂することもあります。断裂が起こった場合は、赤ちゃんに大出血が起こることになり、胎児死亡となることもあります。

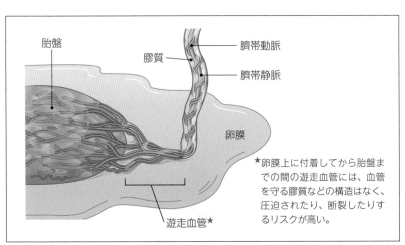

胎盤

膠質

臍帯動脈

臍帯静脈

卵膜

★卵膜上に付着してから胎盤までの間の遊走血管には、血管を守る膠質などの構造はなく、圧迫されたり、断裂したりするリスクが高い。

遊走血管★

図8 臍帯卵膜付着

その遊走血管が子宮口付近に存在する場合を前置血管といいます。前置血管は、卵膜付着の中でもっとも危険な状態で、血管断裂のリスクを避けるため早めに帝王切開を行うこともあります。

7 子宮頸管長短縮・頸管無力症
けいかんちょうたんしゅく

子宮頸管長短縮とは

　子宮頸管は、赤ちゃんがいる子宮内腔（子宮体部）から腟につながる筒状の部分です（図9）。妊娠中はしっかり閉じていて子宮内の赤ちゃんの重みを支えています。また、子宮頸管は粘液を分泌し、子宮の外（腟）からの細菌の侵入を防ぐ働きもしています。そして、お産が始まると子宮体部が収縮し、その力が子宮頸管にかかり、頸管は徐々に開き、赤ちゃんの通り道（産道）となります。

　子宮頸管長は経腟超音波検査で計測することができます。子宮頸管長の正常値は35〜45mmですが、妊娠32週より前に頸管長が30mm以下であれば早産のリスクが高いことが知られています。子宮頸管長短縮や子宮口開大を伴うお腹の張り（子宮収縮）がある状態を切迫早産といいます。

　その原因には子宮頸管や腟内の細菌感染などによる炎症や頸管無力症という病気が考えられます。症状が軽い場合は自宅で安静にして様子をみることもありますが、子宮頸管長短縮が著しい場合や子宮口が開いている場

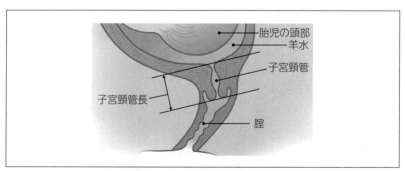

図9 子宮頸管の長さ（妊娠中期）

合、安静にしていてもお腹の張りがおさまらない場合、性器出血を伴う場合などは入院が必要になります。

頸管無力症とは

　頸管無力症（子宮頸管無力症）とは、妊娠の初期・中期および後期前半の子宮頸管が閉じていないといけない時期に、子宮収縮（お腹の張りや痛み）などの自覚症状がないにもかかわらず、子宮頸管が開いてしまう状態をいいます。全妊娠の1％くらいに起こるとされ、流早産の約20％は頸管無力症が原因といわれています。とくに、過去の妊娠で妊娠中期の流早産を経験した方や、子宮頸がんの手術（初期の病変に行う円錐切除術）を受けたことのある方は、頸管無力症に注意した妊娠管理が必要になります。下腹部痛や性器出血といった症状がないにもかかわらず頸管長の短縮や頸管の開大がみられる場合は、頸管無力症を疑って厳重に管理する必要があります。今回の妊娠が早産となってしまった場合、次回の妊娠に備えてあらかじめ対策を相談しておくことをおすすめします。

表4　頸管無力症になりやすいケース

- 以前の妊娠で、妊娠中期に原因不明の流早産を繰り返している
- 以前の分娩で子宮頸管に深い傷がある
- 子宮頸がんの手術（円錐切除術）を受けたことがある
- 子宮収縮・性器出血などの症状がないのに頸管長の短縮や頸管の開大がみられる

8　胎児発育不全（FGR）

均衡型と非均衡型

　何らかの原因で赤ちゃんの発育が通常の胎児発育に比べて悪く、正常の範囲をはずれてしまった場合を胎児発育不全といい、全妊娠の3～7％に起こります。均衡型と非均衡型に分類されます（表5）。均衡型とは、全体的に小さい場合をいいます。非均衡型は、頭の大きさはある程度保たれ

表5 均衡型と非均衡型の比較

	均衡型（約30%）	非均衡型（約70%）
特　徴	全体的に小さい	頭の大きさは正常に近いが、やせている
原　因	染色体疾患（児、胎盤） 感染症（母子感染） 母体の喫煙	胎盤機能不全、妊娠高血圧症候群、 臍帯の異常、母体の腎疾患、心疾患、膠原病、 甲状腺機能異常、糖尿病、多胎妊娠　など

Column カフェインは赤ちゃんに悪影響を与えるか？

　カフェインはコーヒー、紅茶、緑茶、コーラ、栄養ドリンクなど多くのものに含まれているため、妊娠中にも摂取する機会は多いでしょう。コーヒー1杯のカフェイン量はおよそ100mgです。

　カフェインの赤ちゃんや胎盤の発育に対する影響について、2008年、英国の大規模な研究結果が発表されました。それによると、カフェイン摂取量が100mg以下の妊婦に比べ、100〜199mgで1.2倍、200〜299mgで1.5倍、300mgを超える場合に1.4倍と、カフェイン摂取量が増えるにつれて胎児発育不全のリスクが上昇することが示されました。しかし、この影響には各人のカフェイン分解能力なども関係することが示されています。この結果から示されたことは、カフェインの影響は限定的であることで、200mg以上のカフェイン摂取で赤ちゃんの体重が60〜70g減少する程度です。カフェイン摂取は赤ちゃんの口唇裂、口蓋裂の発症頻度を高めるという報告もありましたが、2009年に発表された米国の大規模な研究結果では、妊娠中のカフェイン摂取と口唇裂、口蓋裂との関連性は認められませんでした。

　これらの研究をまとめると、カフェインの影響として明らかなことは、胎児の発育に対して抑制的な作用があるということのみです。しかし、その影響はわずかですから、カフェイン摂取に対して神経質になる必要はないと思います。大量摂取を控えるように心がける程度が適切な対応と思います。

ているのに対し、脂肪の蓄積が少なく、からだがやせている場合をいい、胎児発育不全の70%はこのタイプといわれています。

　胎児発育不全は単一の原因によって起こることもありますが、多くはいくつかの原因がからみ合って起こると考えられます。均衡型の原因としては、赤ちゃんや胎盤の染色体の疾患、感染症（母子感染）、母体の喫煙などがあげられています。一方、非均衡型は、基本的に胎盤の機能が十分に働かず、赤ちゃんに必要な栄養や酸素が胎盤を経由して十分に届かないために起こると考えられており、胎盤機能不全、妊娠高血圧症候群、臍帯の異常、多胎妊娠などが原因になります。胎児発育不全では、これらのいろいろな原因を念頭に置き、詳しい検査が行われます。しかし、詳しい検査を行っても、最終的に原因がわからないことも多くあります。

管理・分娩時期

　胎児発育不全の管理のポイントは、子宮内の環境をできるだけ悪化させずに妊娠を維持し、赤ちゃんをなるべく大きく育てて、適切な時期に適切な方法で分娩することです。経過観察中に赤ちゃんの健康に異常が出てきたり、発育が完全に停止していることが判明した場合には、分娩して新生児集中治療室（NICU）で赤ちゃんを管理することもあります。

　胎児発育不全の治療法は今のところありませんが、安静にすると子宮への血流量が増加して、胎児発育には好条件になると考えられています。胎児発育不全の赤ちゃんが元気かどうかを評価する方法には、胎児心拍数モニタリングや推定体重の推移、羊水量、超音波ドプラによる臍帯動脈や赤ちゃんの中大脳動脈の血流検査などがあり、総合的に赤ちゃんの元気さが評価されます。赤ちゃんの元気さが確認できなくなった場合や発育停止の際には、妊娠週数なども加味して帝王切開などが考慮されます。しかし、現実的に赤ちゃんの元気さを正確に評価することは難しく、どのタイミングで分娩にすべきかは学会でも議論されているテーマです。

9 妊娠高血圧症候群

妊娠高血圧症候群とは

　妊娠高血圧症候群は、妊娠20週以降に発症する高血圧を主体とする病気で、多くは蛋白尿を合併し、全妊娠の3～5％に起こります。もともと慢性腎炎などがあって、妊娠後に高血圧が出現したものや妊娠前からの高血圧も含まれます。

　重症化すると、全身のけいれん発作（子癇発作）や脳出血、HELLP症候群*などを併発することがあります。また、急性腎不全のほか多くの臓器に障害が及ぶこともあります。胎盤も障害を受け、赤ちゃんの健康状態が悪化（胎児機能不全）し、赤ちゃんの発育が障害（胎児発育不全）されることがあります。

*HELLP症候群：溶血・肝酵素上昇・血小板減少がみられ、母体の生命をおびやかすこともある重篤な妊娠合併症。

妊娠高血圧症候群の妊娠中の管理

　妊娠高血圧症候群の原因は未だに解明されておらず、基本的に治療法はありません。症状の悪化を防ぐために入院して安静にすることが中心となります。高血圧に対しては降圧薬が使用されますが、急に血圧を下げると胎盤血流量が減少して赤ちゃんの状態が急変することがあり、また、妊娠中の使用について安全性が確認された降圧薬が少ないため、降圧薬による薬物療法には限界があります。

　これらの治療にもかかわらず症状が悪化する場合は、妊娠を終了する、すなわち、帝王切開などで分娩することになりますが、赤ちゃんが未熟な状態で生まれると、将来、何らかの障害を持つ可能性があるので、安易に実施することはできません。分娩時期は母体と赤ちゃんの状態を総合的に判断して決めます。しかし、赤ちゃんの成長を期待している間に母体の症状が急激に重症化することも多く、緊急に帝王切開が必要になることもあります。

表6 妊娠高血圧症候群の合併症

●お母さん	子癇発作、脳出血、HELLP症候群（溶血・肝酵素上昇・血小板減少）、肺水腫、肝機能障害、腎機能障害、急性腎不全、播種性血管内凝固症候群（DIC）、次回妊娠での妊娠高血圧症候群発症　など
●赤ちゃん	胎児発育不全、胎児機能不全　など

妊娠高血圧症候群の分娩後の管理

　重症の妊娠高血圧症候群になって分娩した場合には、肺に水が溜まる肺水腫や、全身の臓器障害などが問題になることがあります。高血圧や蛋白尿もしばらく持続することがあり、注意して経過を見ていく必要があります。分娩後3か月しても高血圧や蛋白尿が続く場合には、内科の専門医による適切な管理が必要となります。

次回の妊娠への影響

　妊娠高血圧症候群を発症した妊婦さんは、次の妊娠でも妊娠高血圧症候群を発症するリスクが高いといわれています。したがって、妊娠前から生活リズムや食生活の見直しを行う必要があります。また、前回の妊娠高血圧症候群の症状が残っていないかなどを確認したうえで次回の妊娠を考えるほうが安全です。発症予防のために血液の流れをよくする低用量アスピリンを用いる方法があり、その使用で妊娠高血圧症候群の発症が半減するとの報告があります。妊娠早期からの服用開始が良いとされており、妊娠前から産科医に相談して、計画的に妊娠することをお勧めします。

10 妊娠糖尿病

　血糖値は膵臓から分泌されるインスリンという血糖を下げる働きのあるホルモンによってコントロールされています。妊娠すると血糖値が上がりやすくなりますが、その原因は胎盤から出るホルモンの影響でインスリンの働きが抑えられるからです。また胎盤でインスリンを分解する酵素が産

生されるため、妊娠していないときと比べてインスリンの働き(効果の強さ)が弱くなり、インスリンの必要量が増加するにもかかわらず、十分に分泌できないことにより、血糖が上がりやすくなります。妊娠中、とくに妊娠後半には高血糖になりやすくなり、血糖値が一定の基準を超えると妊娠糖尿病と診断されます(p.116 血糖値測定を参照)。

妊娠中の耐糖能障害

　妊娠中に血糖が高くなる耐糖能異常には、大きく分けて3種類があります。「妊娠糖尿病」と「妊娠中の明らかな糖尿病」と「糖尿病合併妊娠」です。

　「妊娠糖尿病」は、妊娠中に発見または発症した糖尿病ほどではない軽い糖代謝異常ともいえ、多くは分娩後には軽快します。一方、「糖尿病合併妊娠」は、糖尿病といわれていた人が妊娠した状態です。「妊娠中の明らかな糖尿病」は、妊娠前に診断されていない糖尿病が含まれます。

　いずれにせよ、妊娠中のお母さんの高血糖は、お母さんのみでなく赤ちゃんの合併症の原因にもなります。主な影響を表7に示します。妊娠中の赤ちゃんは高血糖にさらされて大きく育ち、巨大児になることがあります。巨大児では、分娩時に肩甲難産といって児頭が娩出した後に肩が引っ掛かって出てこない頻度が上昇するといわれています。また、帝王切開率が上昇すること、子宮内胎児死亡となるリスクが統計的に高いことが知られています。一方、赤ちゃんは母体から移行する大量の糖の影響で、血糖値を低下させるインスリン分泌が多い状態で出生します。しかし、分娩後の赤ちゃんには母体からの糖の供給がなくなりますので、インスリンの作用が強く出て低血糖を引き起こしやすくなります。

　妊娠糖尿病を適切に治療することで、巨大児が減ったり、妊娠高血圧症候群の合併が防げたりするという研究結果があります。また、妊娠糖尿病を治療しなかった人と比べて帝王切開となる人が減ることも報告されています。

表7　妊娠中の高血糖の母体および児への影響

● 母体の合併症	妊娠高血圧症候群、流・早産、羊水過多症、帝王切開率の上昇、感染症の併発
● 胎児の合併症	胎児発育不全、胎児機能不全　など
● 小児期以降の合併症	小児期から成人期の肥満、メタボリックシンドローム（高血圧や糖尿病、高脂血症などのいくつかを併せ持つ状態）

妊娠中の耐糖能異常（妊娠糖尿病など）の治療

　妊娠糖尿病など妊娠中の耐糖能異常と診断された場合、妊娠中の血糖値をしっかり把握し、それを参考に食事療法・運動療法・薬物療法を行って、血糖を健常妊婦さんに近い状態にコントロールすることが大切です。

　血糖値は個人差も大きく、また、一日の中で大きく変動しますので、血糖値がどのような日内変動を示すかを測定して知る必要があります。また、血糖を適切にコントロールするためには血糖の変化を確認する必要があり、そのために自己血糖測定が行われます。

　自己血糖測定は自宅でも手軽に測定できるようにした血糖自己測定器が使われます。血糖自己測定を行い、一日の血糖の変化を詳しく知ることにより、その後の食事・運動・薬物療法を適切に行って理想的な血糖値により近づけることができるようになります。

　通常、血糖値を正確に把握するために、毎食前、毎食後2時間（食事開始後2時間）、寝る前（必要時）の一日6〜7回測定します。

血糖コントロールの評価に用いる検査値

　血糖値は血液中のブドウ糖の量を測定しますが、食事などによって大きく変動します。空腹時血糖値が95mg/dL未満かつ1時間値140mg/dL未満、あるいは空腹時血糖値が95mg/dL未満かつ2時間値120mg/dL未満になることが目標値とされています。HbA1cは測定前の1〜2か月間の血糖コントロールの状態を示す指標です。血液の中にある酸素を運ぶ働きをするヘモグロビンにブドウ糖がくっついたものがHbA1cです。HbA1

表8 妊娠糖尿病の治療

①食事療法	カロリー制限をします。高血糖を予防し、血糖の変動を少なくするために、3回の食事をほぼ半分ずつに分けて6回摂取にすることも行われます。これで食前血糖が正常化したにもかかわらず食後血糖が高い場合には、食事の分割の比率を調整します。
②運動療法	切迫流産・早産の徴候がない場合に行われます。
③薬物療法	食事療法・運動療法で血糖値管理が困難な場合に、インスリンを注射して血糖値をコントロールします。妊娠が進むにつれ「インスリン抵抗性」といってインスリンが効きにくい状態になりますので、インスリンの必要量も増えます。しかし、分娩が終われば、ほとんどの方がインスリン注射を中止できます。

c値は、血糖値が低ければ減少し、高ければ増加し、6.5%未満が目標値になります。グリコアルブミン値は2週間程度の短期間の血糖コントロールの状態を示します。血液の中にあるアルブミンにブドウ糖がくっついたもので、血糖値が低ければ低下、高ければ上昇し、通常、15.8%未満が目標になります。

★血糖管理の目標値

血糖値	空腹時 95mg/dL未満かつ1時間値 140mg/dL未満
血糖値	空腹時 95mg/dL未満かつ2時間値 120mg/dL未満
HbA1c	6.5%未満
グリコアルブミン	15.8%未満

妊娠中の管理

　内科医の指導を受けながら食事療法や運動療法を行います。それでも血糖値が改善されない場合は、入院してより厳重な血糖値管理を行います。インスリン注射で血糖コントロールを行うこともあります。入院中は毎食

前・毎食後２時間と睡眠前の一日７回の血糖値測定をします。

分娩後の管理

　妊娠中にインスリン注射を受けている場合、分娩後はインスリン必要量が減少するため、血糖値を見ながらインスリン投与量を減らします。そして、産後６〜12週の時期に75g経口ブドウ糖負荷試験を行い、正常か糖尿病かの判定を行います。

　妊娠糖尿病になった人は、産後５〜16年で17〜63％と高い確率で糖尿病になると報告されています。また、糖尿病以外のメタボリックシンドローム*発症の頻度が高いこともわかっています。食事に気をつけると同時に、積極的に運動するなどの予防が重要です。産後の検査で正常といわれた方も、最低年１回の健康診断を受けましょう。また、母乳育児は自分自身と赤ちゃんが将来、糖尿病になるのを予防する効果があるとの報告もありますので、できれば母乳育児を続けてください。

*メタボリックシンドローム：内臓脂肪蓄積型の肥満をもつ人が高血圧・高血糖・高脂血症といった動脈硬化の危険因子を併せもった病態をいう。

11 臍帯頸部巻絡
さいたいけいぶ けんらく

臍帯頸部巻絡とは

　臍帯巻絡とはへその緒（臍帯）が赤ちゃんのからだに巻きついていることをいい、全分娩の約30％とよく見られる異常です。臍帯巻絡があると、妊娠中の慢性的な臍帯圧迫により胎児発育不全や赤ちゃんの血流異常などが起こることがあり、分娩時のトラブルが起きやすくなります。

　臍帯巻絡の80〜90％は、へその緒が頸部（首）に巻きつく頸部巻絡です（図

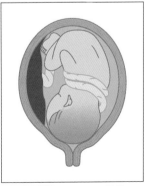

図10 臍帯頸部巻絡

10)。頸部巻絡は超音波検査で比較的容易に診断できます。からだや足に巻きつくタイプの巻絡の診断は困難です。

　頸部巻絡が1回（一重）の場合、分娩中に赤ちゃんが苦しくなる頻度は臍帯巻絡のない赤ちゃんと差がありません。頸部巻絡が2回の場合には、分娩中に胎児心拍に異常を認める頻度が増えるものの、帝王切開はそれほど増加しません。頸部巻絡が3回以上ある場合には分娩中に異常が起こりやすくなります。しかし実際の分娩では、巻絡回数だけでなく、臍帯の長さ・巻絡の強さなどの多くの要因が影響するので、分娩中のトラブルを予測することは不可能です。

　分娩に際しては、通常の分娩より胎児心拍数モニタリングに注意を払い、管理します。ただし、実際のところは、2回までの巻絡であればあまり心配しないで大丈夫だと思いますし、帝王切開がそのために必要となることはまれと考えてください。

12 肺血栓塞栓症

肺血栓塞栓症とは

　足の太い静脈内に血栓ができることがあり、これを「深部静脈血栓症」といいます。この血栓が剥がれて、血流にのって心臓を経由し、肺の動脈内に詰まる病気が肺血栓塞栓症です。飛行機内で長時間、同じ姿勢をとっていた人に発症するエコノミークラス症候群と同じものです。

　妊娠中はとくに血液が固まりやすくなっていること、子宮が大きくなると足から続く下大静脈という血管が圧迫され、足の血流が淀みやすくなることにより、下肢の深部静脈血栓ができやすくなります。

　肺血栓塞栓症は分娩後に多く発生します。発生率は正常分娩の後では0.03％、帝王切開後では0.06％と報告されていますが、いったん発症すると15％程度の方が亡くなってしまう恐ろしい病気です。

危険因子

　この病気の発症には、さまざまな要因が関与しており、単純ではありません。先天的に血液の凝固を抑える物質が少ないなどの遺伝的な原因があることもあります。ご両親や兄弟姉妹にそのような病気の方がおられましたら、お知らせください。また、妊娠初期のつわり（妊娠悪阻_{おそ}）で水分の補給ができず脱水傾向の場合、切迫早産などで長期入院や長期自宅安静などしていた場合、肥満の人、高年妊娠の場合、静脈瘤や血栓症などの既往がある場合など、この病気になりやすいといわれています。

　しかし、妊娠中は妊娠していない時期に比べ10倍血栓症を起こしやすいといわれていますので、これらのリスクがない妊婦さんも、ひざ関節の屈伸、足の背屈運動を行うなど、適度に運動することをお勧めします。

予防法

　妊婦健診で血栓症のリスクが高いか低いかの評価を行い、リスクが高いと考えられる妊婦さんに、妊娠中や分娩中、産褥期に血液凝固を抑える薬剤（ヘパリンなどの抗凝固薬）を使用することがあります。また、帝王切開の妊婦さんには、弾性ストッキングの着用や空気圧で足をマッサージする装置を術中・術後に装着することをお願いしています。

13 羊水量の異常

正常な羊水の状態

　羊水は卵膜内を満たし、赤ちゃんを外的な衝撃や感染などから守っています。また、羊水があることで、赤ちゃんは子宮内で運動したり呼吸のような横隔膜の運動をしたりすることができます。これは赤ちゃんのからだや肺の成熟にもつながるといわれています。

　妊娠中期以降、羊水の大部分は赤ちゃんの尿に由来します。羊水を赤ちゃんが飲みこみ、吸収することで、羊水量が一定に保たれています。

羊水過多・羊水過少

　羊水の量が多くなり過ぎたり（羊水過多）、少なくなり過ぎたり（羊水過少）することがあります。

　羊水過多の原因としては、羊水産生が多い、羊水の吸収が悪いことが考えられます。羊水過多の妊婦さんに妊娠糖尿病が見つかることがあります。妊娠糖尿病では赤ちゃんも高血糖になって多尿になるといわれています。赤ちゃんの病気としては、消化管の閉鎖・通過障害、神経管閉鎖不全症（赤ちゃんの髄液がもれ出て羊水量が増える）などがあり、胎児の超音波検査で見つかることがあります。

　羊水過少の場合は、破水していないか、赤ちゃんの尿量が減っていないかなどを検査します。尿量の減少には、腎臓に異常がある場合もあれば、赤ちゃんの元気さに問題がある場合などもあります。

　いずれにせよ羊水量の異常が観察された場合には、原因を精査し、それに対応することが重要になります。

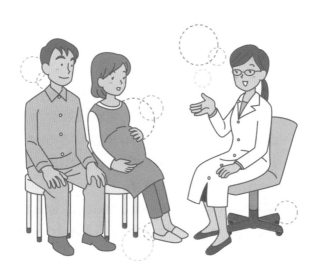

4 分娩時の"もしも"に備えて

1 早産・切迫早産

　妊娠中に「お腹が張る」ということは誰もが感じることです。とくに、妊娠30週を過ぎるとその回数は増えてきますが、通常は、1日数回だと思います。ただ、夕方以降に多くなることや、動きすぎた後に多くなることも事実で、今までよりお腹の張りが多いなと思うときは、ゆっくり横になって休むことが重要です。それでも周期的にお腹が張るような場合には、受診をお勧めします。

　お腹の張りが頻回であったり、強くなったりする場合に心配されるのが、早産です。妊婦健診では、子宮頸管長（子宮の入り口の赤ちゃんの重さを支える部分の長さ）を超音波検査で測定し、早産傾向がないかをチェックしています。お腹の張りが頻回になり、それが、早産に結び付くものであれば、この頸管長も短くなってきます。一定以下の頸管長では早

> **Column** 早産の時期に、急にお腹の張りや下腹部痛、出血が現れた場合には病院受診を！
>
> 　切迫早産の症状と常位胎盤早期剥離（p.205参照）の初期の症状の区別は難しいです。常位胎盤早期剥離の場合には、赤ちゃんが動かない、お腹が持続的に痛いなどの症状を伴うこともあります。いつもと異なる下腹部痛や出血が現れた場合にはかかりつけの医療機関に連絡して、症状について相談してください。
>
> 　常位胎盤早期剥離は赤ちゃんにとってはきわめて重大な結果を及ぼす疾患であり、早期に対応することが児の救命に重要です。その意味で、このような症状がみられた場合には、早めに医療機関に連絡して指示を仰ぐことが重要です。

産リスクが高まるために入院管理が必要になります。さらに、頸管長が短縮するばかりではなく、子宮の入り口（子宮口）が開いてくることもあり、その場合を切迫早産といいます。お腹の張りが周期的にあり、子宮口に開大傾向がある場合には、入院して、子宮収縮を抑制する薬の点滴を行うなどして、早産を予防することがあります。妊娠26週以前の場合には条件を満たせば頸管縫縮術（子宮の入り口を特殊な糸で縛る手術）を行うこともあります。早産の原因には、腟炎などの感染が影響することもあり、そのような場合に子宮収縮抑制薬で早産を予防することは難しいと考えられます。

　早産で生まれた赤ちゃんについては、新生児医療は進歩してきていますが、赤ちゃんが小さく未熟な場合には、生後、いろいろなトラブルが起こりえます。そのため1日でも長く子宮内にいて、機能的にも成熟して生まれてきてくれることが理想ですが、お腹の張りにはそれなりの理由があることも多く、たとえば感染や炎症が子宮内にある場合など、妊娠延長は児の予後にとってマイナスに作用することもあります。

Column 子宮収縮抑制薬の使用

　子宮収縮があり、子宮口に開大傾向にある状態を切迫早産といいます。切迫早産ではわが国ではリトドリン塩酸塩という子宮収縮抑制薬が頻用されますが、この薬剤には肺水腫（肺に水が溜まって呼吸が苦しくなる）や心不全などの重篤な副作用があることが知られています。そのため、欧米ではその長期使用は原則行われていません。妊娠34週未満で早産が切迫した状態では、赤ちゃんの肺の機能を成熟させるためにステロイドが投与されますが、その効果が出るのに48時間かかることから、その期間に限定した短期の使用法が欧米では一般的です。わが国では注意深い使用法により、副作用の発現頻度が欧米に比べて低いといわれてきましたが、同等であるとの報告もあり、そのことを考慮すると、子宮収縮抑制薬で妊娠延長ができる期間は限られていることになります。

2 常位胎盤早期剝離

常位胎盤早期剝離とは

正常な位置にある胎盤が、赤ちゃんが生まれる前に子宮から剝がれてしまう病気をいいます（**図1**）。通常の胎盤は、赤ちゃんが生まれてから子宮から剝がれ出てきます（後産ともいいます）。胎盤は子宮内の赤ちゃんに酸素や栄養を送る重要な臓器ですから、赤ちゃんが子宮内にいる状態で剝がれると、赤ちゃんは低酸素状態になり、苦しい状態に置かれることになり、赤ちゃんを急いで分娩して救命することが必要な状態となります。

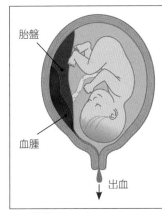

図1 常位胎盤早期剝離

胎盤の剝がれた面積が半分以上になると赤ちゃんが子宮内で死亡する頻度がとくに高率になるといわれています。

この常位胎盤早期剝離は、100分娩当たり1件程度の頻度で起こるといわれており、早期剝離が起こった場合の赤ちゃんの死亡率は1,000分娩当たり119件と、通常の分娩に比べて10倍以上高く、赤ちゃんにとって危険な病気です。

また、胎盤が剝離して出血が起こると、その出血を止めるために大量の凝固因子が消費されることにより、母体の凝固因子が大量に消費されて欠乏状態となることによる、播種性血管内凝固症候群（DIC）*という病気を高頻度に併発します。早期剝離で分娩が終了したのちは子宮の収縮不全を合併しやすく、弛緩出血が起こりますが、DICを併発していると大量出血、出血性ショックの原因にもなります。このような状況では、集中的な管理の下で輸血や凝固因子の補充（点滴）を急いで行う必要があります。

*播種性血管内凝固症候群（DIC）：何らかの原因で血液中に含まれる凝固因子（血液を固める成分）の働きが活発になる（活性化する）と、全身の血管内に微小血栓が形成されやすくなります。すると、線溶因子（血液を固まりにくくする成分）が活性化して血栓を溶かそうとします。これが繰り返されることで凝固・線溶因子が過剰消費されて不足し、出血時に血が止まりにくくなる病気です。妊娠中は、分娩後の出血に備えるために凝固因子が活性化していることが知られており、DICを発症しやすいといわれています。

常位胎盤早期剥離の原因と症状

　早期剥離がどのような原因で起こるかはわかっていませんが、妊娠高血圧症候群、子宮や卵膜の感染、外傷（腹部の打撲など）があると発症率が上昇することが知られています。

　代表的な症状は、妊娠中に起こる出血と下腹部痛です。そのような症状に伴い、「お腹が板のように硬い」などの症状が出現してくることもありますが、まったく無症状で診断されることもあります。症状の強さは、胎盤が剥がれた面積や位置などに影響されると考えられます。妊娠後半に起こることが多く、この時期に下腹部痛を伴う出血などがみられた場合には、病院に連絡することが重要です。

> ★妊娠後半、とくに早産期に下腹部痛を伴う出血があった場合は、すぐに病院に連絡してください。持続的な下腹部痛や胎動減少を伴う場合も急いで連絡してください。

3 胎児機能不全

　赤ちゃんは子宮内で胎盤から酸素や栄養の供給を受けつつ、さまざまなストレスにさらされながら発育します。しかし、赤ちゃんが必要とする酸素や栄養を受け取れない状況になると赤ちゃんの循環動態が変化して、胎児機能不全（赤ちゃんの健康状態が悪化もしくは正常を逸脱している状態）と診断されることがあります。その原因には胎盤の機能が十分に働かない、臍帯が圧迫されるなどがあります。

陣痛は子宮筋の収縮で、陣痛の際には胎盤に流れ込む母体の血管が圧迫を受け、血流量が減少することがわかっており、陣痛は赤ちゃんにとってストレスになります。通常の赤ちゃんは予備能をもっていますので、そのようなストレスに対しても影響を受けずに対応し、元気で生まれてきます。しかし、通常に比べて余裕のない赤ちゃんでは陣痛のストレスにうまく適応できずに、循環障害を起こし、胎児機能不全と診断されることがあります。

　このような変化がないかを分娩中に監視する目的で分娩監視装置が使われます。分娩中に持続的に赤ちゃんの心拍数をモニターすることが理想ですが、窮屈に感じることが多く、分娩時の快適性を損ねてしまいますので、時々装着して胎児の健康度を確認するという使い方をします。その検査で胎児機能不全が疑われるような状態があった場合には持続的にモニターすることもありますが、それは妊婦さんごとに判断されます。

4 前期破水─早すぎる破水

前期破水とは

　破水とは、卵膜が破れて羊水が外に漏れ出ることをいいます。通常は陣痛が来て赤ちゃんが生まれる直前に破水しますが、陣痛が始まる前に破水してしまうことを前期破水といいます。破水すると、赤ちゃんのいる空間が腟を経由して外界とつながることになり、赤ちゃんに感染が起こりやすくなるばかりか、母体の重症感染症の原因になることもあります。また、妊娠34週未満の早い時期の前期破水では、赤ちゃんがもともと未熟であることに加え、感染などを合併することもあり、さまざまな新生児合併症の原因にもなります。以下に、妊娠34週未満の前期破水の合併症について説明します。

感 染

　前期破水では卵膜が陣痛もない状態で破水するわけですから、もともと

卵膜が弱くなっていたと考えられます。その原因として考えられるのが感染や炎症です。腟内の感染（腟炎）が子宮口から子宮頸管炎、絨毛膜羊膜炎（卵膜炎）へと波及し、前期破水につながることがあります。また、重症化すると赤ちゃんの感染の原因にもなります。

　このような子宮内感染は、母体にも発熱を起こし、時に母体の血液中に細菌が入り敗血症となることもあります。子宮内で赤ちゃんに感染が及んだ場合には、生まれた赤ちゃんが敗血症や呼吸障害を合併することがあります。また、早い時期の早産は慢性肺疾患や脳性麻痺などの障害の原因になることもあります。

羊水過少

　破水により羊水が流出するため、子宮内の羊水量が少なくなります。長い期間、羊水が少ない状態が続くことにより、赤ちゃんの肺の成熟や形成が妨げられる（肺低形成）ことがあります。また、陣痛（強い子宮収縮）が起きた時、子宮内で臍帯周囲にあってクッションの働きをしている羊水が少ないため、臍帯が圧迫され、赤ちゃんが一過性に低酸素になることがあります。このような状況が長く続くと赤ちゃんの低酸素状態が悪化し、帝王切開が必要になることもあります。

臍帯脱出

　通常は赤ちゃんが生まれてから胎盤と臍帯が出てきますが、前期破水に伴い、臍帯が赤ちゃんより先に子宮外に脱出すること（臍帯脱出）がまれにあります。臍帯が脱出すると赤ちゃんと骨盤の間で臍帯が圧迫され、赤ちゃんが急激に低酸素状態になります。このような状況では、緊急帝王切開が必要となります。臍帯脱出は赤ちゃんが骨盤位の時にとくに起こりやすいといわれています。

検査と治療法

　前期破水した場合には、赤ちゃんや母体への感染予防のため、分娩まで

抗菌薬を投与します。子宮内に感染があるかどうかの判断がつかない場合には、羊水検査を行い子宮内感染の有無を評価することもあります。この検査で羊水中の細菌感染が確認された場合には、赤ちゃんが未熟でも分娩する必要があります。

　早い時期に破水した場合、いつまで妊娠を継続するかは、非常に難しい判断です。赤ちゃんが子宮内で感染した場合には、赤ちゃんの合併症の重症化につながります。一方、早い週数で出生した場合にも、赤ちゃんが未熟であるため、いろいろな合併症を起こすことになります。このバランスをいろいろな検査で評価し、赤ちゃんにとって最適な分娩時期を判断することになります。

5　骨盤位の分娩

骨盤位分娩とは

　赤ちゃんは普通、頭から生まれてきます（頭位分娩）が、お尻や足から生まれてくる骨盤位分娩が約4％の頻度であります。骨盤位分娩で赤ちゃんのからだが「く」の字になっていてお尻から生まれてくる場合を殿位といい、足から生まれてくる場合を足位といいます（図2）。

　赤ちゃんは頭が一番大きく、頭位分娩ではその一番大きい頭がまず産道を通過し、それに引き続いて肩、お腹、足と出てきます。しかし、骨盤位分娩の場合には、もっとも大きい頭が最後に出てくるため頭が出るのに手間どったり、破水後、足の間から臍帯（へその緒）が先に出てきてしまい（臍帯脱出）（図3）、臍帯が圧迫されて赤ちゃんが苦しい状態になってしまうことがあります。

　このような理由で、骨盤位経腟分娩では赤ちゃんにとってのリスク（周産期死亡率、新生児死亡率、新生児重症合併症の発生率：赤ちゃんが病気になったり亡くなったりする率）は、頭位分娩に比べ約3倍高くなります。また、赤ちゃんの腕を出す時に鎖骨を骨折してしまうこともあります（約2％）が、大人の骨折と違って比較的早く治り、後遺症を残すことも

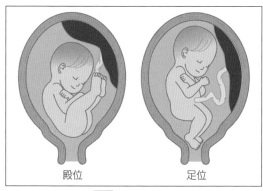

殿位　　　　　　　　　足位

図2　骨盤位分娩

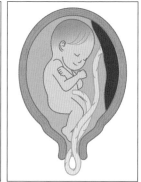

図3　臍帯脱出

ほとんどありません。

経腟分娩と帝王切開の比較

　骨盤位の場合の経腟分娩と帝王切開とのリスクを比較してみましょう。欧米の大規模な研究によると、骨盤位で経腟分娩をした場合に赤ちゃんに合併症の起こる頻度は5％ですが、帝王切開では1.6％で赤ちゃん側のリスクは経腟分娩で約3倍高いことが報告されています。しかし、1歳以降に発育した赤ちゃんでみると、経腟分娩の場合と帝王切開の場合とで児の発育や神経学的状態に差がないことも報告されています。一方、母体に関しては、骨盤位で帝王切開を行った場合、経腟分娩に比べて合併症が約1.3倍多くなることも報告されています。そのことから、わが国の産婦人科診療ガイドラインでは十分な経験を有する医師が常駐する施設で、妊婦さんが希望する場合に骨盤位経腟分娩は許容されていますが、それ以外では帝王切開での分娩が推奨されています。

6 子宮収縮薬（陣痛促進薬）の使用

子宮収縮薬が必要となるケース

　分娩はできるかぎり自然に終了することが理想です。しかし、自然に任せていてはお母さん・赤ちゃん双方に危険が及ぶ場合があります。そのような場合には子宮収縮薬（陣痛促進薬）を投与して陣痛を誘発したり、促進したりすることがあります。

　分娩誘発や陣痛の促進は、母児にとって利益があると考えられる医学的な必要性に基づいて行われるもので、病院や医師の都合で行うものではありません。

　以下に子宮収縮薬が使われるケースを示します。

◆前期破水

　破水後、一定時間内に陣痛が始まらないか陣痛が弱い場合には、感染などが起きる前に子宮収縮薬で陣痛を誘発します。

◆妊娠41週

　分娩予定日を１週間以上過ぎて妊娠41週になった場合、または過期妊娠（妊娠42週以降）になった場合には子宮収縮薬による分娩誘発が必要になります（p.226参照）。

◆微弱陣痛、母体疲労、分娩遷延

　自然に陣痛がきて分娩が始まっても、陣痛の弱い状態（微弱陣痛）が長時間続くと母体は疲れ果ててしまい、赤ちゃんにも負担になります。さらに、分娩時に上手にいきむことができない、分娩後に子宮の収縮が悪くなって出血量が多くなるなどの事態も予想されます。このような場合に子宮収縮薬で有効な陣痛を起こします。

◆ハイリスク妊娠

妊娠糖尿病、Rh血液型不適合妊娠、胎児発育不全、妊娠高血圧症候群などでは、自然の陣痛が来る前に、子宮収縮薬を使って早い時期に分娩することがあります。

◆前回分娩が墜落分娩・急産による施設外分娩

予期せぬ時に予期せぬ場所で分娩が起こる可能性がありますので、病院にたどり着くまでに分娩してしまうことのないように、予定を決めて入院し、子宮収縮薬による分娩誘発を行うことがあります。

子宮収縮薬の種類

子宮収縮の状況や子宮頸部の状態に応じていずれかの薬剤を静脈内点滴注射として使用します。両者を同時に用いることはありません。

①オキシトシン製剤：オキシトシンとは、脳下垂体から分泌される子宮筋収縮作用のあるホルモンです。

②プロスタグランジン（PG）製剤：プロスタグランジンとは、陣痛とともに体内で産生される物質で、陣痛を強める作用があります。

子宮収縮薬の副作用

子宮収縮薬でも他の薬剤と同様に、アレルギー反応によるショックを起こすことがまれにあります。また、子宮収縮薬に特有の副作用として、過強陣痛や子宮破裂、過強陣痛や頻回の子宮収縮に伴う胎児機能不全、分娩後の弛緩出血などがまれに起こると報告されています。しかし、これらの合併症は自然分娩でも起こります。適正な使い方をしているかぎり、子宮収縮薬を使用したために生じる合併症はそれほど多くはありません。

なお、子宮収縮薬の投与を始めて経腟分娩をめざしても、赤ちゃんの状態や分娩進行の状況によって、経腟分娩をあきらめて帝王切開をせざるをえなくなることもあります。

投与の方法

　子宮収縮薬の副作用の中では、過剰投与による子宮頻収縮＊がもっとも危険です。そのため、薬剤の投与は輸液ポンプを用いて薬液量を厳密に調節しながら最少量から開始し、有効な陣痛が得られるまで徐々に増量する方法で行います。また、赤ちゃんや子宮収縮（陣痛）の状態を客観的にモニターするために分娩監視装置を常に装着し、不測の事態に備えます。したがって、子宮収縮の回数が多すぎること（頻収縮）は通常起こりません。万一そのようなことになっても、投与量を減らしたり、一時的に子宮収縮を抑える薬の投与により子宮収縮は弱められますので、子宮破裂や胎児仮死（胎児機能不全）などの危険は回避できます。このように子宮収縮薬の使用は、『産婦人科診療ガイドライン：産科編』にのっとり、細心の注意をはらって行われます。

　子宮口が開いていない場合には、頸管拡張具であるラミナリア（海草の一種で作ったもの）やメトロイリンテル（小さな風船）などを子宮口に挿入し時間をかけて、器械的に子宮口を開大させてから陣痛誘発を行います。また、プロスタグランジン（PG）製剤（PGE2の腟内投与）を用いることで頸管熟化を促すこともあります。分娩誘発を行う際には、子宮頸管が十分に成熟していることが、スムーズな分娩には必要と考えられます。

＊10分間に5回以上の子宮収縮がある状態

7 吸引分娩・鉗子分娩

吸引分娩・鉗子分娩が必要となる場合

　分娩はできる限り自然に、また、母児ともに安全に終了することが理想です。しかし、次のような状況では吸引分娩や鉗子分娩が必要になることがあります。吸引分娩・鉗子分娩は医学的な必要性に基づいて行われるもので、病院や医師の都合で行うものではありません。

◆胎児機能不全（胎児心拍数異常）

　子宮口が全開大したあとの分娩進行中は胎児心拍数をモニターし、赤ちゃんの状態を評価します。陣痛は赤ちゃんにとって強いストレスになるため、その経過中に赤ちゃんの状態が悪化して低酸素状態になることがあります。胎児心拍数モニターで赤ちゃんが低酸素状態になると懸念される場合に、吸引または鉗子分娩により速やかな分娩誘導が必要になることがあります。

◆微弱陣痛、母体疲労などによる分娩遷延

　自然に陣痛が開始して分娩が始まっても、長時間陣痛の弱い状態（微弱陣痛）が続くと、赤ちゃんにとってもストレスの多い状況が長く続くことになり、疲れてしまいます。お母さんも疲れ果てて上手に"いきむ"ことができなくなったり、分娩後に子宮の収縮が悪くなって出血が多くなったりします。通常、このような場合は陣痛促進薬を使用しますが、それでも陣痛が十分な強さにならない場合は、吸引または鉗子分娩が必要になることがあります。無痛分娩中には微弱陣痛の発生頻度が上昇（30%～40%）するといわれています。

◆母体の合併症

　高血圧合併妊娠など"いきむ"ことが母体に悪影響を及ぼすと判断される場合、吸引または鉗子分娩により母体に過剰な負担をかけないで速やかに分娩を終わらせることがあります。

起こりえる合併症

　吸引・鉗子分娩には次のような合併症の可能性があります。これらのリスクを考慮してもなお、自然に経過をみる、あるいは緊急帝王切開をするよりもお母さんと赤ちゃんのために良いと判断される場合に、リスクに十分な注意を払いながら吸引・鉗子分娩が行われます。

◆お母さんの合併症

　胎児が産道を通過する速度が早くなるため、産道の外傷（会陰裂傷、頸管裂傷、尿路系の損傷、骨盤骨の損傷）の頻度が自然分娩より少し上昇します。また、それらの程度が重度化することもあります。外傷の程度によっては手術室で麻酔をかけて処置することもあります。また非常にまれですが、分娩後に直腸腟瘻などの後遺症を起こすことがあります。さらに、分娩後に排尿障害が起こることもあります。これらの合併症は、通常の経腟分娩でも起こることがあります。

◆赤ちゃんの合併症

　まれにではありますが、吸引分娩の合併症として頭皮損傷、頭血腫、帽状腱膜下血腫などの起こることがあります。頭蓋内出血はほとんど起こることはありませんが、皆無とはいえません。鉗子分娩では顔面に鉗子痕が見られることがあります。また、きわめてまれですが、頭蓋骨陥没骨折の報告もあります。

吸引分娩・鉗子分娩の方法

　吸引分娩は吸引カップを、鉗子分娩は鉄製の鉗子を赤ちゃんの頭に装着して行います（図4・5）。吸引分娩に比べ、鉗子分娩は技術的に難しい

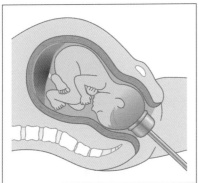

図4 吸引分娩

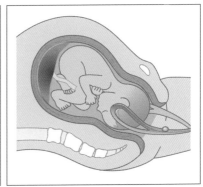

図5 鉗子分娩

と考えられていますが、胎児を引き出す力は鉗子分娩のほうが強く、確実な分娩には鉗子が優れていると考えられています。また、吸引分娩を行いたい時でも、産瘤<ruby>産瘤<rt>さんりゅう</rt></ruby>（分娩時に胎児の頭にできるむくみ）が大きいなどの理由で、吸引分娩ができない場合もあります。どちらの方法を用いるかは分娩時の状況で個々に判断されますが、より安全で、より確実に赤ちゃんを娩出できる方法が選択されます。これらの方法でもうまくいかない時は、帝王切開が選択されます。

 ◀ ［動画］吸引分娩と鉗子分娩
https://mcmc.jaog.or.jp/pregnants/content/53
（日本産婦人科医会）

8 帝王切開分娩

帝王切開の目的

　帝王切開はリスクを伴う開腹手術ですから、それを行うには相応の目的があります。妊婦さんごとにその目的は違いますが、表1のような診断・目的のもとで手術が行われます。

表1 帝王切開を行う目的

診　断	□胎児機能不全　□児頭骨盤不適合　□軟産道強靱　□前置胎盤 □子宮内感染　□子宮筋腫合併　□骨盤位　□前回帝王切開 □双胎妊娠　□子宮手術後妊娠　□分娩進行不良 □その他（　　　　　　　　　　　　　　）
目　的	□母体の救命　□胎児の救命 □経腟分娩に比し母・児に危険性が少ない　□経腟分娩困難 □その他（　　　　　　　　　　　　　　）

手術の方法

①おへその下、恥骨上に約12〜13cm
腹壁切開します。腹部の切開法は横
に切開する方法と縦に切開する方法
があります。横切開は傷が目立ちに
くいという利点がありますが、開腹
に時間がかかることなどの欠点もあ
ります（図6）。緊急手術で一刻も
早く赤ちゃんを分娩したい場合など
には縦切開が選ばれます。また、巨

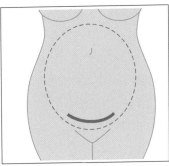

図6 帝王切開の切開部位

大な子宮筋腫を合併していたり、その他の特殊な状況の時には腹部の切
開がへその高さまで及ぶことがあります（そのようなことがあらかじめ
想定される場合には事前にしっかりと説明されます）。

②開腹した後、子宮下部に横切開を入れ（胎盤の位置により切開部が変更
になることもあります）、赤ちゃんを娩出させ、胎盤を取り出します。

③子宮下部切開創、腹膜、腹壁を縫合して終了します。

④手術時間は約1時間ですが、周囲臓器との癒着などのためにそれ以上を
要することもあります。

◀ ［動画］帝王切開とは？
https://mcmc.jaog.or.jp/pregnants/content/52
（日本産婦人科医会）

麻酔の方法

麻酔は麻酔科医師が管理します。通常、腰椎麻酔（下半身のみ痛みがなくなる）が選択されます。意識ははっきりしているので生まれた直後の赤ちゃんの産声を聞き、赤ちゃんの顔を見ることができます。赤ちゃんを抱っこすることもできます（赤ちゃんの状態などによります）。術後の鎮痛に硬膜外麻酔がよく利用されます。緊急性の高い場合や大量出血が予想される場合などには、全身麻酔が選ばれることがあります。

手術で必要となる可能性のある処置

◆輸　血

子宮は赤ちゃんを守り育てる臓器であるため、妊娠中は大量の血液が子宮を循環しています。帝王切開はその子宮を切開して赤ちゃんを娩出させるため、出血量は通常の分娩に比べ2〜3倍多くなります。輸血が必要となることはまれですが、出血が多くやむをえない場合には、手術中・手術後に輸血などをすることがあります。

◆子宮摘出

赤ちゃんが生まれたあと、癒着胎盤・前置胎盤・弛緩出血・常位胎盤早期剥離などが原因となって子宮からの出血が止まらないことがあります。その際、出血を止めるためにやむをえず子宮摘出が必要になることがあります。

手術および手術後に起こることのある合併症

◆膀胱・尿管の損傷や腟との瘻孔

手術の際、子宮の近くに存在する膀胱や尿管を損傷する危険性が約0.1%の確率であります。

◆腸管麻痺、腸閉塞、腸管の損傷

麻酔の影響で術後には腸管の動きが悪くなります。腸管の動きを早く改

218

善するために、早期離床、なるべく早く食事を開始することなどで対応しますが、腸閉塞になる場合もあります。また、子宮と腸管に癒着がある場合などには、腸管を傷つけてしまうこともあります。

◆手術部の感染による血腫形成・縫合不全・離開

手術創の感染予防に手術中・手術後に抗菌薬の点滴が行われます。また、破水後、時間がたっているなど、手術後に感染を起こす可能性が高いと考えられるときは抗菌薬が追加投与されます。また、発熱や創部の感染などが生じることがあり、術後には注意深い観察が行われます。

◆深部静脈血栓症および肺血栓塞栓症（p.200参照）

帝王切開では術中・術後の血栓形成を少なくするために、下肢に弾性ストッキングをはく、足を器械でマッサージする、早期離床するなどの対策が講じられます。とくに血栓形成のリスクの高い方には、血液を固まりにくくする抗凝固薬を予防的に投与することもあります。

◆下肢の感覚障害・運動障害

手術中の姿勢や下肢弾性ストッキング、術野確保に用いる開創鉤（こう）等による圧迫で、まれですが感覚障害や運動障害が起こることがあります。

◆母体死亡率

帝王切開による母体死亡率は10万人に対し10人とされ、経腟分娩での10万人に対し2.7人と比べ、約4倍高いという統計があります。

◆赤ちゃんに対する合併症

全身麻酔を行った場合に、赤ちゃんが眠った状態で生まれることがあります。また、子宮切開時に赤ちゃんの皮膚に切開が及んだり、娩出時に赤ちゃんの身体のどこかに損傷を与えてしまったりすることがあります。

帝王切開が次回の妊娠・分娩に与える影響

次項「帝王切開分娩の経験のある妊婦さんへ」参照。

◆次回の分娩様式

今回と同じ帝王切開の理由が続く場合は、次回も帝王切開となりますが、その他の場合の帝王切開の必要性については、手術を行った主治医によく意見を聞いておくことが、次回の妊娠時に役立ちます。次回分娩の際には、今回の帝王切開の手術理由、子宮切開の方法、術後の経過などを考慮して分娩方法を判断することになります。

◆子宮破裂

帝王切開の既往のある（帝王切開の経験のある）方が次の妊娠で経腟分娩する場合、もっとも注意が必要になるのが子宮破裂です。子宮破裂を起こすと、赤ちゃんはもとより母体も生命の危機にさらされます。大量出血のため輸血が必要になったり、子宮を摘出せざるをえない状態になることもあります。子宮破裂の危険性を分娩前・分娩中に正確に予測する方法はありません。

● 帝王切開は次回の妊娠における癒着胎盤のリスクを高めます。

● 帝王切開は何回でも行うことができますが、癒着などの影響で回数を重ねるほど合併症が発生するリスクが高まると予想されます。

⑨ 帝王切開分娩の経験のある妊婦さんへ

TOLACのリスク

帝王切開を経験した方が、その後の妊娠で経腟分娩することをTOLAC（trial of labor after cesarean delivery）と呼びます。

帝王切開をした場合、切開した部分が弱くなっているために、経腟での分娩の途中で急に子宮破裂を起こすことがあります。子宮破裂が起きた場合は開腹手術が必要で、時には子宮出血の止血が困難なために子宮摘出を余儀なくされる場合もあります。このため、施設によっては安全策として

「帝王切開後の分娩は再び帝王切開」を勧めています。

しかし、TOLACで子宮破裂を起こす頻度は約0.5%でそれほど高くはありません（完全子宮破裂が起こった場合の母体死亡率は0.01%、児の死亡率は0.5～0.6%と報告されています）。一方で、TOLACを選択した場合に、赤ちゃんが新生児仮死の状態で生まれてくる頻度は2.2%で、帝王切開をした場合より2倍以上多いというデータも報告されています。そのような事情で、近年、TOLACを希望する妊婦さんは減少し、また、TOLACを実施しない施設も増えています。

10 会陰裂傷・頸管裂傷

分娩時、子宮口は10cmに開大して、赤ちゃんが下降し、腟内を通過して生まれてきます（図7）。その過程で、子宮頸管や腟壁、会陰部が傷つくことがあります。通常の分娩では、赤ちゃんの下降はゆっくりと時間をかけて進みますが、急に進行した場合に裂傷ができやすいといえます。

頸管裂傷は、子宮口にできる裂傷で動脈の損傷を伴うことがあり、その場合には大量出血の原因になります。まれに、頸管裂傷が子宮の上部にまで延長すること（深部頸管裂傷）もあり、その場合には開腹手術による止血が必要になることもあります。

会陰裂傷は腟壁から外陰部に向けての裂傷ですが、初産婦さんの場合には程度の差こそあれ、多くで起こります。通常起こる裂傷は第1～2度会陰裂傷で、分娩終了後に局所麻酔下に縫合して治療します。裂傷が大きく肛門の方向に広がった場合で肛門を収縮させる肛門括約筋を損傷するレベルまで拡大したものを第3度会陰裂傷といい、さらに、肛門や直腸粘膜まで拡大したものを第4度会陰裂傷といいます。この場合にはそれぞれ直腸粘膜や肛門括約筋の丁寧な縫合が必要になります。このような大きな裂傷を避ける目的で裂傷の方向をそらすように会陰切開が行われることがあります。

また、分娩時に裂傷とは別に、腟の表面にない血管が断裂して、出血を

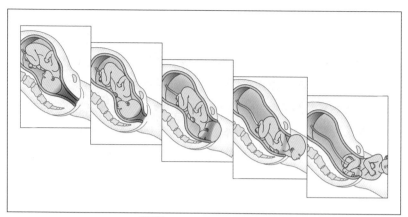

図7 分娩の様子の模式図

起こすことがあります。動脈が断裂した場合には急に大きな血腫（腟壁血腫・外陰血腫）となります。血腫が確認できれば切開手術をし、止血が必要になります。ただ、静脈性にゆっくり進行する場合には発見が遅れることもあります。また、この出血が腹部背側（後腹膜）まで波及することもあり、手術や動脈塞栓術などの特殊な治療が必要になることもあります。

　分娩後の処置が終わった後で会陰部の痛みや腰痛が強い場合、この腟壁血腫が原因のこともありますので、気になる場合には早めに看護スタッフを呼んでください。

11 弛緩出血―分娩後の大量出血

弛緩出血とは

　妊娠後期には子宮から胎盤への血流量が非常に多くなり、お母さんのからだ全体がお腹の赤ちゃんを守り育てることに集中している状態になります。赤ちゃんが生まれると、子宮は強く収縮して胎盤を剥がし、子宮外に押し出します。胎盤が剥がれた後には胎盤にたくさんの血液を送っていた血管がむき出しの状態になりますが、通常は、子宮がさらに収縮することでその血管が押しつぶされ、止血するしくみになっています（図8-a）。

　しかし、胎盤剥離後の子宮収縮が不良な場合には胎盤剥離面から大量に出血し続けることがあり、これを弛緩出血といいます（図8-b）。正常な分娩でも分娩中および分娩後2時間までの間に500mL未満の出血がみられますが、弛緩出血では持続的あるいは間欠的に500mL以上の出血があります。出血は突如として起こることもありますが、徐々に始まることもあります。出血量が多くなるとショック症状を起こすことがあります。

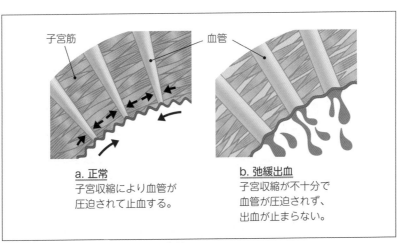

子宮筋　　　　　　　　　血管

a. 正常
子宮収縮により血管が
圧迫されて止血する。

b. 弛緩出血
子宮収縮が不十分で
血管が圧迫されず、
出血が止まらない。

図8 弛緩出血

誘因としては、①多胎妊娠や巨大児、羊水過多などで子宮の筋肉が過度に伸びきった状態だった、②分娩の経過がゆっくりだったために母体や子宮筋の疲労が強い、③逆に急速な分娩だった、④子宮筋腫や子宮奇形がある、などがありますが、原因不明のことも少なくありません。

　弛緩出血が起きた場合、双手圧迫法といって子宮を両手でマッサージしながら圧迫し、子宮の収縮を促す方法が最初に行われます。また、子宮収縮薬を注射や点滴で投与します。出血が多い場合には、失われた血液量を点滴で補ったり、輸血が必要になったりすることもあります。出血が多くなると播種性血管内凝固症候群（DIC）*を発症し、まれではありますが出血を止められないことがあります。その場合には子宮摘出手術などが必要になることもあります。

*p.206参照

12 分娩時の大量出血

　分娩時には一定量の出血が起こり、500mL未満であれば正常範囲とされていますが、それ以上の出血が出ることが一定の頻度で起こります。原因として多いのが前述の会陰裂傷、頸管裂傷、弛緩出血などです。まれに起こる病気としては子宮が裏返って子宮の内側が腟内に出てくる子宮内反症や羊水成分が母体の血管内に流入して起こる羊水塞栓症などあります。

　子宮内反症は胎盤が出た後で起こり、痛みとともに大量出血が起こります。脱出している子宮内面を子宮内に押し上げて修復する処置を行いますが、再発することも多く、開腹手術が必要になることもあります。多くは大量出血によって血液を凝固する成分が消耗され、血が固まりにくい状態（DICといいます）も加わり、大量の輸血が必要な事態となります。

　羊水塞栓症は、羊水などの赤ちゃんの成分が破水などを契機に母体の血管内に入り込むことで、お母さんのからだにアレルギー反応が起こること

で発症します。呼吸苦や血圧低下などの重篤な症状や突然の心停止を起こすこともあります。一方、お母さんの血管内では血液を固めるための凝固因子が一気に消耗され、血液が凝固できない激しいDIC状態に陥り、大量出血が起こり、時にそれが最初の症状になることもあります。いずれにせよ、生命にかかわる事態ですので、出血に対しては大量の輸血で対応し、お母さんの循環や呼吸を維持すべく集中的な管理が必要になります。

13 妊娠41週以降の分娩

妊娠41週以降の問題点

分娩予定日は妊娠40週0日です。予定日を7日過ぎると41週0日、予定日から数えて14日目が42週0日です。42週0日以降になっても分娩していない場合を過期妊娠といいます。この過期妊娠に近づいた41週は、分娩誘発で赤ちゃんを出してあげることを検討する時期になります（図9）。

子宮内での赤ちゃんの死亡（子宮内胎児死亡・死産）と、生まれて1週間以内の死亡（早期新生児死亡）を合わせて周産期死亡といい、この周産期死亡率は、妊娠40週、41週、42週と週数が進むにつれて、わずかずつですが上昇します。とはいっても、分娩予定日を超えたからといって赤ちゃんがすぐに大変危険な状態になるという意味ではありません。しかし、少しでもリスクを下げたほうがよいのは事実です。

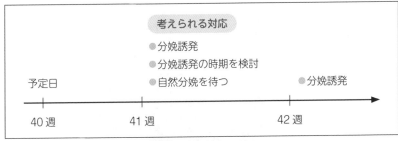

図9 41週以降の対応

41週に入ったらどうするか

　そこで、妊娠41週以降はどう対応すればよいのかが問題となります。欧米で行われた複数の研究では、41週以降の妊婦さんに分娩誘発を行うと、わずかに「待機＝誘発せずに自然の陣痛を待つ」に比べて赤ちゃんの死亡率が下がるという結果が出ています。また、分娩誘発でも帝王切開の率は増えないとされています。一方で、注意深く赤ちゃんの様子を観察（胎児心拍数陣痛図の装着、羊水量の評価など）しながら、自然の陣痛を待っていても大丈夫だという研究もあります。また、日本では外国に比べて陣痛誘発薬を使うことに抵抗のある妊婦さんもおり、赤ちゃんに危険が迫っているという徴候がないかぎり、できるだけ自然なお産の開始を待ちたいと希望する妊婦さんにはその希望を尊重して対応することもあります。

　ですから、通常は妊娠41週に入ったら分娩誘発をしますが、待機的な管理を希望される方がおられましたら担当医とよくご相談のうえ、分娩誘発の時期を決めてください。ただし、妊娠42週を過ぎて過期妊娠になってしまった場合には、分娩誘発が必要だと考えます。

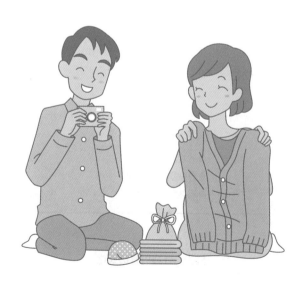

第3部
たのしい子育て

ご出産おめでとうございます。

初めてお母さんになった方も、すでにお子さんがいる方も、ご家族の皆さんも、新しい命の誕生に深い感銘を受けたことでしょう。日頃、多くの出産に立ち会っている私たち産科スタッフも、毎回、皆さんと同じ気持ちになります。

一昔前まではお産はまさに命がけでした。医療も生活環境も格段の進歩を遂げた現代にあっても、出産が人生最大の難関であることに変わりはありません。それを乗り越えたお母さん、本当にお疲れさまでした。

これから始まる育児は、お産とは違って何年もの長い道程です。気負わず、おおらかに赤ちゃんを見守ってください。しかし、長いといっても子どもの成長はあっという間です。「今しか味わえない」親としての喜びを十分にかみしめながら、楽しく子育てをしていただくことが、私たちスタッフの願いです。

退院後も健康面の不安や問題があればそばにいるスタッフがサポートしますので、いつでも相談に来てください。そして、この本が少しでも楽しい子育てのスタートのお役に立てば幸いです。ご家族のご多幸をお祈りいたします。

医師・助産師・看護師一同

1 入院中の注意点

1 感染防止：感染から身を守ろう

こまめに手洗い、うがいをしましょう

- 食事の前
- トイレの後
- 外出の後
- 面会の前後

手指消毒剤を使いましょう

- 手洗いの後に手指消毒剤を使うと効果的です。

★お子さんやかぜをひいている方、発熱・せき・下痢が続いている
　方はスタッフに相談してください。

Column ビニール手袋着用にご理解を

★看護師・医師は感染防止対策としてビニール手袋を着用しています。手袋には2つの効果があります。

- 医療従事者の手から患者さんへ細菌がうつらないようにする
- 医療従事者を未知の病原体から守る

★これは、標準予防策*として病院全体で取り組んでいます。

★皆様のご理解とご協力をお願いします。

*標準予防策とは

すべての患者様の血液、汗を除く体液、排泄物、傷のある皮膚、粘膜、乳汁、胎盤などを感染の可能性があるものとして、取り扱い方法を規定したものです。

Check!

入院中に避難が必要な災害が発生した場合のお願い

★スタッフの指示に従ってください。

★火事や災害などの場合の避難方法や避難経路、非常口については、必ず確認しておきましょう。

★昭和大学病院の場合は、歩ける方は新生児室に行き、ご自分の赤ちゃんを抱いてスタッフの誘導に従って避難します。

★専用の新生児避難具（商品名：レスキューママ）を使用する施設もあります。

2 入院生活編

入院中のスケジュール

入院中に赤ちゃんの検査、授乳指導、沐浴指導などがあります。

面会時間などはそれぞれの施設で異なります。

表1 入院中のスケジュール（昭和大学病院の例）

時　刻	お母さんの予定
0:00	授乳
3:00	授乳
6:00	授乳
7:00頃	朝食
9:00	授乳、授乳指導
10:00	退院指導 沐浴指導
11:00	沐浴指導－実習
11:30頃	昼食
12:00	授乳
13:30	調乳指導
15:00	授乳、授乳指導
16:00	
17:30頃	夕食
18:00	授乳
19:00	
21:00	授乳
22:00	消灯

●授乳、授乳指導、沐浴指導、退院指導は新生児室で行います。

1 新生児マススクリーニング検査

● 新生児マススクリーニングとは、知らずに放置していると、数週間から数か月後に発症して障がいを残す可能性のある先天性の代謝異常を発症前に発見して、発症予防につなげるための検査です。入院中（生後4〜6日）に採血が行われます。

● タンデムマススクリーニング検査では、20種類以上のアミノ酸代謝異常症（フェニルケトン尿症・ホモシスチン尿症・メチルマロン酸血症など）やガラクトース血症、先天性甲状腺機能低下症、先天性副腎過形成をスクリーニングできます。

● 検査の結果はお母さんの産後1か月健診の際にお知らせします。

● 異常が発見された場合には個別に連絡し、専門医を受診していただき、精密検査が行われます。

● NICU（新生児集中治療室）に入院中の赤ちゃんについては、小児科担当医にお尋ねください。

● 再検査が必要になることもあります。その際は個別に連絡がいきます。

● この検査は公費補助されており、無料で受けることができます。

2 拡大マススクリーニング検査（新生児オプショナルスクリーニング検査）

● 新生児マススクリーニング対象疾患に含まれていない疾患について、赤ちゃんにその疾患の可能性があるかどうかを調べる検査です。新しい検査ですが、案内する医療機関が増えてきています。

● 治療しないと命に関わる重い障がいが出る可能性のある先天性の疾患について、新生児マススクリーニングとして検査が行われていますが、そこでの対象疾患は先天代謝異常症を多く含む20疾患です。

● 拡大マススクリーニング検査では、新生児マススクリーニング検査で対象となっていない疾患についてスクリーニング検査を行います。その対象疾患には、ムコ多糖症I型、II型、IVA型、VI型、ファブリー病（男児

のみ）、ポンペ病、副腎白質ジストロフィー（男児のみ）、脊髄性筋萎縮症、重症複合免疫不全症があり、日本全国でのこれらの疾患をもつ患者の総数は1,500人くらいです。

● 実際に赤ちゃんがこれらの疾患をもつ可能性はとても低いですが、あなたのお子さんがこの疾患にならないという保証はありません。もし、この疾患を持っているとしたら、症状が出る前に早く見つけることで、治療の効果を最大限に引き出すことができます。

● これらの検査について希望する場合には担当医にご相談ください。

3 新生児聴覚スクリーニング検査

先天性の難聴を早期発見するための検査です。検査を行わなかった場合には、難聴は2歳以降に発見されることが多いのですが、この検査を実施することで難聴の疑いのある児（精密検査を行う必要のある児）を生後早期に発見できます。

検査方法は、眠っている赤ちゃんに装置をあてて小さな音を聞かせて、その刺激に対する反応を観察することで聴力をみます。検査で合格（pass）となった場合にはこの時点で難聴はなかったと推定されますが、その後に徐々に起こることもあり、難聴児にならないということではありません。不合格（refer）となった場合には精密検査（耳鼻咽喉科の専門の医師の詳しい検査）が必要になります。この精密検査で「異常なし」と診断されることも多くあります。

先天性難聴は1,000人の赤ちゃんに1人くらいの頻度で生まれてくるといわれており、多くが難聴の家族がいない普通のカップルの間に生まれてきます。近年、新生児聴覚スクリーニング検査や人工内耳手術によって先天性難聴の医療が劇的に変わりました。遺伝学的検査、サイトメガロウイルス検査、画像検査を組み合わせることで高度難聴児の60〜80％で原因が特定できるようにもなっています。また人工内耳の登場により重度の難聴児でも聴覚を活用して言語が獲得できるようになってきています。手術

年齢についても、最近では1歳未満に両側同時人工内耳手術が行われることが増えています。海外では人工内耳手術を行い、適切に聴覚の獲得のための療育サポートを受けることで、多くが通常に言語発達し、普通学校に通うなど、生活の質は健常者と同等になることが報告されています。子どもが言語を獲得するのは生後1〜2年が非常に重要といわれています。その意味でも、早期に発見して早期に介入することが子どもの将来にとって重要です。

> **Column** 新生児聴覚スクリーニング検査の公費助成
>
> 　本検査は自費診療として行われています。多くの施設では希望者に行う検査になります。しかし、多くの自治体ではこの検査費用の補助を行っています。東京都でも2019年4月以降に生まれた児に対して3,000円の補助券が出るようになっています。

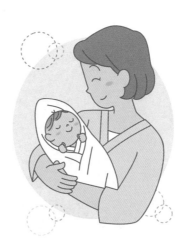

母乳を飲ませましょう

より自然な育児をしていただきたいという思いから
私たちは母乳育児を推進しています。
最初はあまり母乳が出なくても、あせらずに。

4 母乳の長所

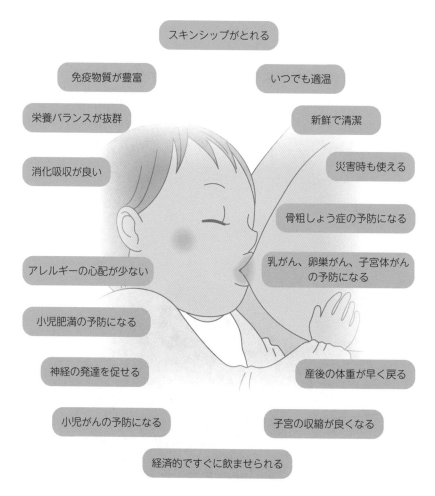

スキンシップがとれる

免疫物質が豊富

いつでも適温

栄養バランスが抜群

新鮮で清潔

消化吸収が良い

災害時も使える

骨粗しょう症の予防になる

アレルギーの心配が少ない

乳がん、卵巣がん、子宮体がん
の予防になる

小児肥満の予防になる

神経の発達を促せる

産後の体重が早く戻る

小児がんの予防になる

子宮の収縮が良くなる

経済的ですぐに飲ませられる

- 授乳を始めたばかりの時期は、母乳があまり出ないと感じる方もいると思います。これは、妊娠中に分泌されていたホルモンの影響で、初めのうちは母乳が少ししか出ないことが多いのです。
- 母乳の出方には個人差もありますので、ゆったりとした気持ちで自分にあった授乳方法を選択してください。

> ★母乳が出なかったり、病気や服薬の関係で母乳をあげられないこともありますが、人工乳（粉ミルクなど）でもまったく問題ありません。安心して赤ちゃんにあげてください。

母乳の分泌を良くするには

- 毎日、赤ちゃんのタイミングで赤ちゃんに吸ってもらい、刺激してもらいましょう。
- 水分や栄養をバランス良くとりましょう。
- 睡眠を十分にとりましょう。
- 赤ちゃんがうまく飲みきれないときは、搾乳をして刺激を与えるとともに、母乳の残りをしぼりましょう。
- ゆったりとした気持ちで授乳を行いましょう。

5 母乳のできるしくみ

- 妊娠中は胎盤から母乳の分泌を抑えるホルモンが出ていますが、産後は胎盤が外に出るため、母乳を作るホルモンが作用しはじめます。
- 産後3日目頃までは分泌を抑えるホルモンが体内に残っているので、乳房の張りも少なく、母乳もほとんど出ないことがあります。

赤ちゃんの哺乳刺激とホルモンの関係

①赤ちゃんがおっぱいを吸うと、その刺激（哺乳刺激）が脳に伝わる。

②脳からプロラクチンとオキシトシンというホルモンが分泌される。

③プロラクチンは母乳を作り、オキシトシンは母乳を外に押し出す働きをする。

④オキシトシンは子宮を収縮させる働きもする。

★母乳をより多く出すためには、赤ちゃんにおっぱいを頻繁に吸ってもらうことが大切です。

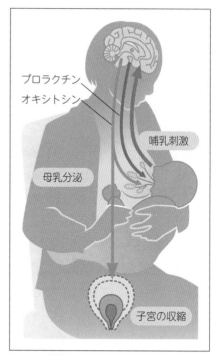

図1 哺乳刺激と母乳分泌

乳房の構造

●乳房は基底部と、母乳を作りだす乳腺、母乳が出る乳口などからできています。

●赤ちゃんの口を乳輪までしっかり含ませて吸わせることが大切です。

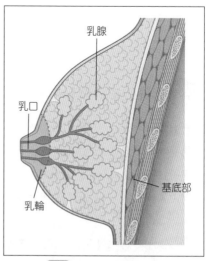

図2 乳頭・乳房の構造

236

6 乳頭・乳輪部マッサージ

乳頭・乳輪部マッサージの目的

- 乳輪部から乳頭を柔らかくして、赤ちゃんが飲みやすくする。
- 赤ちゃんの吸う力に負けないように皮膚を強くする。

乳頭・乳輪部マッサージの方法

①親指、人差し指、中指の3本で乳輪部から乳頭をつまむ。

②4秒程度で指の位置を変え、ゆっくりいろいろな方向から圧迫する。

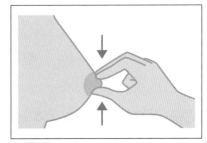

図3 乳頭・乳輪部のマッサージ

7 抱き方（ポジショニング）

抱き方のポイント

- 赤ちゃんのからだ全体がお母さんの方を向いていて、密着している。
- 赤ちゃんの頭がからだに対して体幹がねじれておらずまっすぐに支えられていて、顔が乳房の方を向いている。
- （乳房を支える場合は）お母さんの指は乳輪から十分に離れている。
- 母の乳頭の位置と赤ちゃんの口の位置がずれていない。

抱き方の種類

- よこ抱き（抱き飲み）、たて抱き（立ち飲み）、フットボール抱き（わき飲み）があります。
- 乳頭・乳房の形や赤ちゃんの飲みやすさなどを考え、授乳しながら選んでいくといいでしょう。

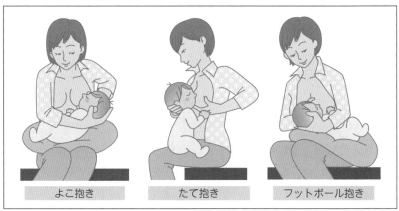

図4 抱き方

| よこ抱き | たて抱き | フットボール抱き |

8 吸わせ方（ラッチオン）

適切なラッチオン

- 口が大きく開いて、乳輪までしっかり含んでいる。

不適切なラッチオンのサイン

- 口を開けない、口をすぼめる。
- くちびるを巻き込んでいる。
- 舌が見えない。
- 頬がピンと張っている、くぼませている。
- 乳首だけを含んで、チュッチュッと素早い吸い方を繰り返す。
- 舌を鳴らす音が聞こえる。
- 授乳直後の乳頭が平らになっている、筋ができている。
- 授乳中や授乳後に痛みがある。
- 授乳後も乳房が張っている。

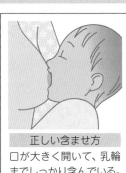

正しい含ませ方
口が大きく開いて、乳輪までしっかり含んでいる。

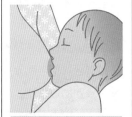

誤った含ませ方
乳首しか含んでいない。

図5 乳首の含ませ方

9 搾乳の方法

搾乳の目的

- 残っている母乳を出すことで、乳腺炎などのトラブルを防ぎます。
- 乳頭に刺激を与えることで、母乳の分泌をうながします。
- 赤ちゃんがNICU*に入院していたり、お母さんが仕事などで直接授乳できない場合でも、赤ちゃんに母乳をあげられます。

*NICU：新生児集中治療室

搾乳の方法

- 乳輪のふちに親指と人差し指をあて、自分の方に押すように圧迫します。
- 母乳がたまっている部分を押さえながら両手でしぼる方法もあります。
- 赤ちゃんが十分母乳を飲み、乳房がスッキリ軽くなった場合は、搾乳を行わなくても大丈夫です。

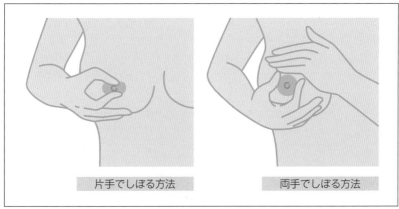

| 片手でしぼる方法 | 両手でしぼる方法 |

図 6 搾乳の方法

10 よくある乳頭・乳房のトラブル

表2 よくある乳頭・乳房のトラブル

症　状	●乳頭の先が赤くて痛みがある。	●乳頭の皮膚が薄くなったり切れている部分があり、痛みや出血がある。
状　態	**赤　肌** 　もともと乳頭の皮膚が薄い場合に、赤ちゃんの吸う力によって乳頭の先が赤くなったり、痛みが起こった状態です。とくに乳頭の先に溝があったり陥没している方は、その部分が刺激に慣れていないため、起こりやすくなります。ひどくなると水ぶくれができることがあります。	**亀　裂** 　もともと乳頭が硬い場合、または乳頭の横の部分にひだがあり皮膚が薄い場合などに、赤ちゃんに吸われることで亀裂ができます。
予防法	●乳頭マッサージによって乳頭の皮膚を刺激に慣れさせます。 ●授乳の際は、乳頭・乳輪を深くくわえさせて吸わせます。	●乳頭マッサージを行い、乳頭を柔らかくし伸びをよくするとともに抵抗力をつけます。 ●乳頭の皮膚の薄い部分（ひだ）に赤ちゃんの口角（口の横）が当たるようにして吸わせます。（抱き方の工夫をします） ●乳頭・乳輪を深く含ませて吸わせ、痛みがあれば長く吸わせすぎないようにします。
対処法	●乳頭の先が赤いが痛みはない場合→深く吸わせます。 ●深くくわえさせても痛みがある場合→吸わせる時間を短くします。 ●痛みが強く、授乳が困難な場合は、搾乳して飲ませます。	●亀裂の部分に口角が当たるようにして深く吸わせます。（抱き方を工夫します）

表2 よくある乳頭・乳房のトラブル（つづき）

症状	●乳頭に白〜黄色の点があり、場合によっては痛みがある。 ●乳房が部分的に硬くなり、搾乳してもすっきりしない。	●乳房に痛み、発赤、しこりがある。 ●38℃以上の発熱がある。
状態	白斑 　乳口（母乳が分泌される部分）に水疱や白い膜のようなものが斑点状にできた状態です。	乳腺炎 　乳頭から細菌が入り、または乳腺に母乳がたまり、炎症を起こした状態です。
予防法	●深く吸わせます。 ●横抱き、立て抱きなどでいろいろな方向からまんべんなく吸ってもらいます。 ●授乳回数を多くします。	●吸わせた後にも乳房の張りが強ければ、少し軽くなるまで搾乳をします。
対処法	●しこりがあればしこり部分を圧迫しながら授乳、搾乳をします。 ●乳房のしこりが増強し、発赤・発熱がみられた場合は乳腺炎を疑います。まずは電話で相談してみましょう。	●搾乳を行ったり乳房を冷やしても症状が落ち着かず、熱が下がらないようであれば抗菌薬や消炎薬を処方しますので、まずは電話で相談してみましょう。

11 赤ちゃんがNICUに入院しているお母さんへ

お母さんの母乳を届けてあげてください

●赤ちゃんがNICUに入院している場合、直接、母乳をあげることはできませんが、搾乳した母乳をあげることができます。

●栄養や免疫物質がたくさん含まれた母乳は、赤ちゃんの成長のためにもとても大切なものです。

●お母さんの退院後も、赤ちゃんのために搾乳をして、母乳を届けてあげてください。

搾乳のポイント

●3〜4時間ごとに搾乳します。分泌を維持するために大切なのは、1回

量よりも搾乳回数です。

- 搾乳する前に手をよく洗ってください。
- 容器は消毒したものを使ってください。
- 搾乳が終わったら、専用の母乳パックに入れて冷凍してください。
- 退院後しばらくすると乳房の張りが落ち着きますが、母乳が出なくなる前兆ではないので、心配ありません。

> ★1回100mL以上（1日700〜800mL以上）搾乳しても乳房の張りが落ち着かない場合は、母乳が必要以上に分泌されている可能性があります。乳腺炎などの原因になることがあるので、助産師・看護師に相談してください。

退院後の母乳の保存・運搬方法

- 母乳パックの使用方法は説明書を参考にしてください。
- パックは清潔に扱いましょう。
- ラベルのシールには油性マジックで赤ちゃんの名前・搾乳日時・量を記載します。
- 冷凍する際、ラップに包む必要はありません。
- 家庭用冷凍庫で保存できるのは2週間です。病院の業務用冷凍庫などでは−30℃で3か月保存できます。
- 持ってくる間に母乳が溶けてしまうと、再冷凍できないために使えなくなることがあります。保冷バッグなどに入れて持って行きましょう。

母乳の分泌量の記録

- お母さんの母乳の分泌量を把握するため、1回搾乳量と1日の合計量を記録してください。
- かぜの症状があるとき、薬を飲んでいるとき、乳房トラブルが起きたときには、搾乳した母乳が使えないことがあります。記録しておいて、助

産師・看護師にその旨を知らせましょう。

12 調乳（人工乳の使い方）

育児用ミルクは厚生労働省で決められた「乳児用調整粉乳たる表示の許可基準」で栄養成分が定められていますので、安心して使用できます。さらに、メーカーごとに母乳成分により近い栄養素が加えられています。

こんなときは育児用ミルクを使ってください

● 母乳が十分に足りないとき（悩んでしまい、落ち込んでしまうとき）

● お母さんが薬を飲んでいて母乳をあげられないとき

● お母さんの体調が悪いとき、疲労がたまってしまい授乳ができないとき

● 乳頭・乳房のトラブルがあり、母乳をあげられないとき

● おでかけの都合で赤ちゃんをあずけるとき

準備するもの

● 哺乳瓶（ほにゅうびん）・人工乳（粉）・お湯を沸かすもの（ポット）

事前に準備しておくこと

● 手を洗います。

● 哺乳瓶を消毒しておきます。

消毒方法

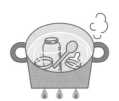

● 煮沸（しゃふつ）消毒：大きな鍋にお湯を沸かし、乳首は約3分、哺乳瓶は約10分煮沸します。やけどをしないように注意します。

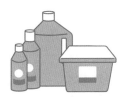

● 次亜塩素酸ナトリウム（商品名：ミルトンなど）の消毒液：市販の消毒液を使用し、必要な時間、哺乳瓶、乳首を消毒液

に浸けます。

- レンジでの消毒：レンジ専用の消毒キットに哺乳瓶、乳首を入れ、レンジで加熱します。

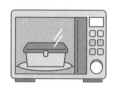

調 乳

- 人工乳（粉ミルク）を作るときのお湯は70℃以上のものを使いましょう。

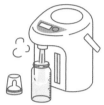

- 出来上がり量の2/3程度のお湯を入れ、粉ミルクを溶かします。粉ミルクが溶けたらお湯または冷ましたお湯を出来上がり量まで足します。

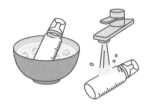

- ひと肌程度に冷まします（冷水をあてるか、または氷水の入った容器で冷まします）。

- 赤ちゃんに与える前に腕の内側にミルクを1滴たらし、温度を確認します。やけどしないように適温に冷まします。

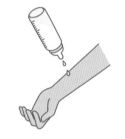

- 人工乳（粉ミルク）は1回ずつ作り、作り置きはしないようにします。

Column 液体ミルク

　液体ミルクも販売されています。外出時や夜間など調乳の手間をかけずに使えて、便利です。

　温める必要がなく常温のまま使用できるため、お湯が手に入りづらい災害時にもすぐ飲ませることができます。紙パックや缶の場合は清潔な容器に移し替えて与えてください。

粉ミルクの保存

- 直射日光を避け、室温で保存します。
- 開封後はふたをしっかり閉め、虫やほこりが入らないようにします。
- 開封後は早め（1か月以内）に使用しましょう。

13 人工乳の飲ませ方・げっぷのさせ方

人工乳を飲ませます

- 哺乳瓶のキャップを閉め、哺乳瓶を下に
  向けたときに乳首から人工乳がポタポタ
  垂れるくらいに、キャップの閉め具合を
  調整します。

① 赤ちゃんをひざの上にのせ、片方の手で赤ちゃんの頭を支えます。上体
  を起こした状態で飲ませてあげます。
② 赤ちゃんの舌の上に乳首をのせます。

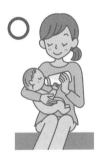

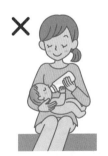

- 哺乳瓶の乳首は、浅く口に含ませると赤
  ちゃんが上手に吸うことができないの
  で、深く口に含ませるのがポイントで
  す！

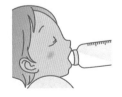

げっぷをさせます

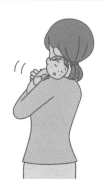

- 人工乳を飲み終わったら、げっぷをさせましょう。

[たて抱きの場合]

- 赤ちゃんをたて抱きにし、お母さんの胸や肩で赤ちゃんのお腹に少し圧がかかるように抱きます。
- 背中を上下にさすったり、優しくトントン叩いてあげます。
- 吐きもどしたときのために、ガーゼやタオルを肩にのせておきましょう。

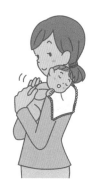

[座らせる場合]

- ひざの上に横向きに座らせて、胸に手を当てて赤ちゃんが前傾になるように抱きます。背中をさすってあげましょう。
- げっぷをしない場合は飲んだミルクを吐くことがあるので、横向きに寝かせましょう。
- または、クッションやタオルなどを使って上体を上げておきましょう。

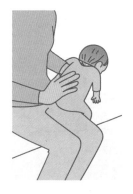

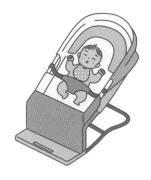

沐浴とドライテクニック

ドライテクニックとは
赤ちゃんを生後4〜5日目まで沐浴させずに
衣類の交換とおへその消毒により
清潔を保つ方法です

1 ドライテクニックの利点

胎脂を残すことで皮膚のトラブルが少なくなる

生まれてきたばかりの赤ちゃんの皮膚は、バターのような"胎脂"でおおわれ、守られています。ドライテクニックは、この胎脂を沐浴によって洗い流さないので、赤ちゃんの皮膚が保護されます。

低体温になりにくい

生まれたばかりの赤ちゃんは体温の調節がうまくできないため、沐浴の後、体温が低くなってしまうことがあります。ドライテクニックにより、赤ちゃんの体温を一定に保つことができます。

生理的体重減少を最小限に抑えられる

生後数日間は"生理的体重減少"といって、飲む量よりおしっこ・うんちの量が多いため、一時的に体重が減っていきます。ドライテクニックは沐浴による体力の消耗を防ぐことで、体重減少を最小限に抑える効果があります。

哺乳意欲が増す

赤ちゃんの体力の消耗を防ぐことで、おっぱいを吸う意欲を増進させることができます。

赤ちゃんの匂いで母乳分泌が増加する

　胎脂の匂いには、お母さんの脳を刺激して母乳の分泌を促進させる働きがあります。ドライテクニックは赤ちゃんの匂いを保つので、母乳分泌の増加が期待できます。

黄疸を最小限に抑えられる

　黄疸とは、赤ちゃんの肝臓の機能が未熟なため、皮膚や目の白い部分が黄色くなる状態で、生後2日〜2週間頃の赤ちゃんにみられる正常な生理現象です。ドライテクニックは上述の内容とも関連し、黄疸を最小限に抑える効果があります。

 ## 初めての沐浴

〈実施日〉昭和大学病院の場合
●経腟分娩で生まれた赤ちゃん→生後4〜5日目
●帝王切開で生まれた赤ちゃん→生後6日目

●赤ちゃんの発汗が始まるのは生後4〜5日目からなので、初めての沐浴は生後6日目頃がふさわしいとされています。

●経腟分娩のお母さんは通常5日目に退院となりますので、生後5日目に実施することが多いでしょう。

●沐浴指導をご希望の方には、所定の実施日にスタッフの指導のもとで赤ちゃんの沐浴をしていただいています。指導をご希望でない場合は、スタッフが初めての沐浴を行います。

●初めての沐浴の後は、胎脂が洗い落とされ、細菌から皮膚を守ることができなくなっているので、毎日沐浴をしてあげましょう。

★赤ちゃんの状態によっては、沐浴指導以前でもスタッフが沐浴させることがありますので、ご了承ください。

3 退院後の沐浴

● 退院日に沐浴をしてから退院した場合は、退院日の翌日から沐浴をしてあげてください。

● 退院日に沐浴をせずに退院した場合は、退院日から沐浴をしてあげてください。

● 沐浴方法は「家庭での沐浴」（p.261〜）で詳しく説明します。

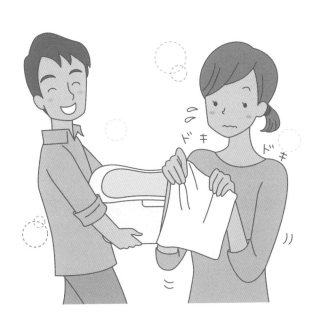

3 子育て編

生まれたばかりの赤ちゃんは小さくて
とても頼りなげです。でも、ほら！
もう、おっぱいに吸いつく力があるんですよ！

1 はじめまして赤ちゃん！

- 赤ちゃんは生まれたばかりでも、ぼんやりながらもママを見つめ、音も匂いも感じ、おっぱいを見つけて吸おうとします。

- 赤ちゃんそれぞれで生活のリズムが違い、よく泣く子やよく眠る子と、早くも個性を発揮しています。

- 日に日に成長していく赤ちゃんに、たっぷりと愛情を注いであげてください。そして、赤ちゃんの持っている可能性を育ててあげましょう。

 ◀ ［動画］赤ちゃんのふしぎな世界
https://mcmc.jaog.or.jp/pregnants/player/1
（日本産婦人科医会）

2 赤ちゃんの特徴

体　重（生理的体重減少）

- 生後数日間は、飲む量よりうんちやおしっこ、汗などの出る量のほうが多いため、一時的に体重が減ります。

- 生まれたときの体重に戻るまで7〜10日ぐらいかかります。

皮 膚

● 生後24時間ぐらいで、皮膚が乾燥してフケのように薄皮が落ちる現象がみられます。これは新生児落屑といって皮膚が新しく入れかわるために起こります。

● 1〜2週間できれいな皮膚となります。

黄 疸（生理的黄疸）

● 黄疸とは、皮膚や目の白い部分が黄色くなる状態で、生後2日から2週間頃の赤ちゃんにみられる生理的現象です。

● 赤ちゃんの肝臓の機能が未熟なために出るもので、多くは生後7〜10日ぐらいで治まります。

● しかし、母乳には黄疸を長びかせる成分が含まれているため、母乳を飲んでいる赤ちゃんは黄疸が目立ち、長びくことがあります。

● 退院してから目の白い部分の黄色味が強くなったり、哺乳力が低下する、元気がない、便が白い（母子手帳に便色カードがあります。参考にしてください）という場合はすぐ病院に連絡してください。

へその緒

● 5〜10日ぐらいまでに自然に取れます。

● へその緒が取れたとき、にじむ程度の出血なら心配ありませんが、おへそのまわりが赤くなったり、腫れて硬くなるようなときは受診してください。

● へその緒が取れた後、デベソ気味の赤ちゃんもいますが、大きくなって筋肉や脂肪がお腹につくとわからなくなります。

頭

● 赤ちゃんの頭は狭い産道を通ってきたため、細長かったり、少しいびつだったり、頭皮がうっ血したり、こぶが見られることがありますが、2〜3日で元に戻ります。

●骨膜の下に血液がたまってできた頭血腫も生後数か月までにはなくなり、頭の形自体も元に戻ります。

体　温（36.5〜37.5℃）

●赤ちゃんは体重に比べて体表面積が大きいため、熱をうばわれやすく、環境に左右されやすくなっています。

●クーラーや暖房の使用はかまいませんが、直接、風が当たらないようにし、また衣服や掛物で体温調節ができるようにしましょう。

目・耳・鼻

●生まれたばかりのときは、まだぼんやりとしか見えません。15〜30cmぐらいのものは少しわかるので、抱っこしたときは目を見つめてあげましょう。

●音や匂いも少しわかり、大きな音には反応します。

性　器

●女の子はお母さんの女性ホルモンが移行するため、白いおりものが出たり、月経のように出血することがありますが、心配はいりません。

●奇乳（魔乳）といって乳房が赤く腫れて、乳汁が出ることもありますが、これもお母さんの女性ホルモン移行のためです。

うんちとおしっこ

●うんちとおしっこの回数は多く、1日10回以上という赤ちゃんも多くいます。

●退院する頃は、うんちは緑色や黄色をしていて、その中に小さな白い粒々がたくさん混じっていることがあります。これは母乳に含まれる脂肪分で、母乳の赤ちゃんに多くみられます。

　母乳便：水分が多く、無臭に近い。色は黄色や緑色。

　人工乳便：母乳便に比べ、硬く淡黄色で臭いも強い。

下　痢：おむつにすべてしみ込む水様便。水分補給が大切です。

便　秘：お腹の「の」の字マッサージや肛門の綿棒刺激で対処しましょう。

★ 3日以上うんちが出ないときは、電話で相談しましょう。

★黒いうんち、血の混じっているうんち、白いうんちが出る時は受診してください。その際、うんちも持って行きましょう。

3 育児のポイント

静かで快適な環境を

● 赤ちゃんは1日の大半は寝ていますので、良い環境にしてあげることが大切です。ただし、シーンとした環境は必要ありません。

● 赤ちゃんは体温調節がうまくできないので、衣服や寝具で調節しましょう。

● 冬は保温に注意し、正しく暖房を使い、換気も心がけてください。湯タンポは、布団が温まったら取りましょう。

● 夏は直射日光が当たらない涼しい場所で寝かせましょう。冷房は弱めにし、風が直接当たらないようにしましょう。日の当たる場所に停めた車などの狭い空間はすぐ高温になります。十分気をつけてください。

十分な哺乳

● 入院中はあまり母乳量が増えなかったお母さんも、退院してから母乳量が増えることがあります。あきらめず、母乳をあげるように心がけてください。

● どうしても母乳が足りないようなら人工乳を追加しましょう。

● 人工乳のみの場合は、おおよそ3時間ごとに授乳します。

Check!

赤ちゃんが十分に母乳を飲んでいるサイン

- 24時間で少なくとも8回の母乳を飲んでいる
- 24時間に色の薄い尿で4～6枚以上の紙おむつ（布おむつは6
  ～8枚以上）をぬらす
- 24時間で3～8回排便がある（生後1か月以降では数日に1回
  になることもある）
- 1日平均20～30gの割合で体重が着実に増えている

健康管理

● きげんがよく、お乳もよく飲み、よく泣いて、手足の動きも活発で体温
が一定していれば心配いりません。

★赤ちゃんには個人差があります。あせらず、気長に育児にあたっ
てください。

4 いつもと様子が違うとき

● いつもの状態と違ってなにか変だと思われるときは、1か月健診を待た
ずに小児科医に相談しましょう。1か月健診までは、なるべく出産した
施設に一度、連絡してみましょう。

● かかりつけ医をつくり、いつでも相談できるようにしておきましょう。

Check!

こんなときは医師の診察を受けましょう

- ぐったりして元気がない
- 母乳・ミルクの飲みが悪い
- 37.5℃以上の発熱が続く
- 呼吸が苦しそう
- 黄疸が強い、あるいは長期間続く
- 嘔吐や下痢が続く
- 便が白い、黒い、あるいは血が混じっている、など

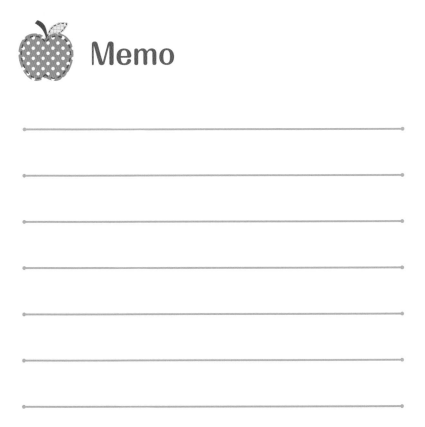

Memo

赤ちゃんはなぜ泣くの？

泣きやまない赤ちゃんに
困りはてた経験はだれにでもあるもの。
肩の力を抜いて、受けとめてあげましょう。

1 泣き声は赤ちゃんのサイン

● 赤ちゃんは泣くことで一生懸命にサインを送っています。サインの中身はいろいろですが、お母さん・お父さんはそれを受けとめてあげることが大切です。

● このことは、お母さん・お父さんと赤ちゃんとのコミュニケーションを深め、赤ちゃんの情緒の発達をうながします。

● まずは赤ちゃんを抱っこして、やさしくあやしてあげましょう。それだけで安心して泣きやむこともあります。それから泣く原因を考え、対処してあげましょう。

✓ Check!

赤ちゃんが泣く一般的な原因

- お腹がすいた　・のどが渇いた
- 衣服がきつい
- 暑い　・汗をかいた
- 痛い
- げっぷがうまくできない
- 甘えたい
- おむつが濡れている　・うんちをした

★生後数か月は、このような原因がないのに、むずがったり泣いたりすることがよくあります。

2 あやし方

- 赤ちゃんによって好きな姿勢、動作があります。それをしてあげましょう。
- 抱っこして軽くゆすったり、ひざの上に座らせたりしてみましょう。
- 赤ちゃんは子宮内の音に似た音や単調な生活音を聞くと安心するようです。たとえば、お母さんの心臓の音、時計の音、掃除機の音、料理の音などです。市販のCDなどを活用してもいいでしょう。
- 赤ちゃんはお母さん・お父さんと触れあっていると安心します。やさしくなでてあげる、背中をさする、スリングを使う、なども試してみましょう。
- 静かな薄暗い部屋で授乳してみましょう。

★健康で元気の良い赤ちゃんは、からだに蓄えられたパワーを放出することが容易ではありません。それは、エネルギーを放出するための運動を可能にする神経、筋肉が未熟だからです。その代わり、泣くことでそれを発散している場合もあります。このようなときにはひとしきり泣かせ、それからあやしてあげることも効果があります。

Column 母子の愛着形成の重要性について

　赤ちゃんには知覚の種類を問わず、その刺激の強さや流れによってその本質を見抜く感覚があるといわれています。お母さんの表情や声のトーン、身体の動かし方などからお母さんの精神状態を感じ取っているといわれています。また、母親が乳児の気持ちに波長を合わせ、響きあった反応（情動調律）をすることができると、乳児が生き生きと活動するようになることも知られています。子どもの心の発達は、その子どものもつ素質や感性と養育環境のたえまない相互作用から生まれると考えられていますが、とくに乳幼児期にお母さんがハッピーな気持ちでわが子と触れあうことが子どもの心身の発達に何より重要であると考えられています。

　親と子は親が子どもに愛情をそそぐ、そして子どもも愛情を返すことを通じ、母子間で愛着が形成されます。親と子が目と目で向きあう、手と手で触れあう、子どもに微笑む、これらの当たり前のことが愛着形成に最も重要であるといわれています。うまく愛着形成ができることで、親が子どもにとって安定した安全基地、例えれば港になり、子どもはそこから外の海に飛び出していけるようになります。小舟が外の大きな海に飛び出すには安全基地が安定している必要があります。途中でエンジントラブルがあるかもしれない、嵐にあうかもしれない、しかし、いざ何かあった場合には安全基地に一時避難ができる。そういう環境で発育することで、子どもの社会性も形成され、発達していきます。

　しかし、親が精神的に不安定であったりすると愛着形成がうまくいかない愛着障害が起こります。親がガミガミ怒鳴ったり、小さいときからネグレクト（世話をしないこと、無視すること）を繰り返したり、ほとんど視線を合わさないで育つと、親が視界から消えても子どもは後追いをしないし、泣きもしません。親が「ただいま」と言ってもそっぽを向いている、無関心で喜びもしない、そんな親子関係になってしまうことがあり、このような家族関係の葛藤や養育環境の問題が続く場合には、小児期や思春期以降に子どもに心の病気のリスクが高まることも知られています。

　親と子が目と目で向きあう、手と手で触れあう、子どもに微笑むことが

親子の愛着形成の基本であることを再認識して、子育てしてください。

　何かご心配事がある場合には、早めに育児相談専門の助産院や小児科、保健センター等にご相談することをお勧めします。

　日本産婦人科医会では、妊婦さんや育児中のみなさまにむけたさまざまな動画を作成しています。

赤ちゃんのふしぎな世界

　赤ちゃんには、さまざまな能力が備わっていて、愛情をもって育てることでその能力は大きく成長します。

ハーバード大学こども発達センター作成動画

　(https://mcmc.jaog.or.jp/pregnants/sessions/3)

赤ちゃんとの絆づくり

　赤ちゃんはお母さんとコミュニケーションをとろうと頑張っています。

　(https://mcmc.jaog.or.jp/pregnants/content/58)

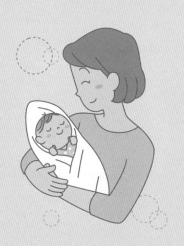

3 お母さんも気晴らしを！

- お母さんは赤ちゃんが規則正しく母乳を飲み、よく眠ることを望みがちです。でも赤ちゃんは自分の欲求に従って、自由にふるまいます。
- このお母さんと赤ちゃんのギャップが、両方に大きなストレスと緊張を生むことがあります（それを緩和するために赤ちゃんは泣くという説もあります）。
- よく泣く赤ちゃんをもつお母さんは、いらいらしたり、落ち込んだり、育児に自信がもてなくなることがあります。

そんなときは！

- 短時間でも赤ちゃんの面倒を見てくれる人がいれば、息抜きや昼寝をしましょう。
- 他のお母さん、友人と接触をもちましょう。
- 自分の気持ちをだれかに話すといいでしょう。

★出産した施設の母乳外来などの育児相談を利用しましょう。

家庭での沐浴

生後1か月ほどはベビーバスで沐浴させます。
難しそうに思われるかもしれませんが
慣れれば簡単です。

1 沐浴の際のポイント

- 沐浴（新生児の入浴）には、いくつもの目的があります。
- 赤ちゃんは抵抗力が弱く、おへそから感染をしやすいので、赤ちゃん専用の物品を使用してお風呂に入れます。
- 毎日、沐浴してあげてください。

Check!

沐浴の目的

- 皮膚を清潔にする
- 全身の状態を見る
- 血行を良くする
- 哺乳力を高める
- 家族とのスキンシップの機会となる

沐浴のタイミング

- 授乳と授乳の合間に行いましょう。
- 赤ちゃんが空腹だと泣いて暴れやすく、体力を消耗するので避けましょう。
- 満腹時には、腹部を刺激して吐きやすいので避けましょう。
- 生活のリズムを作るため、毎日同じ時間に入れましょう。

沐浴の場所

- 広くて安全な場所
- お湯の準備や片付けがしやすい場所
- 赤ちゃんに直接、風が当たらない場所

観察のポイント

- 耳の後ろ、首、わき、足の付け根などがただれていないか
- 背中がただれたり、発疹が出たりしていないか
- お尻におむつかぶれはないか
- 目やにが出ていないか
- あせもが出ていないか
- おへそが乾燥しているか、おへその周りが赤く腫れていないか

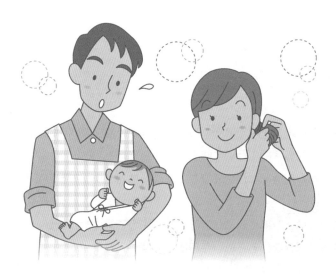

2 必要な沐浴用品

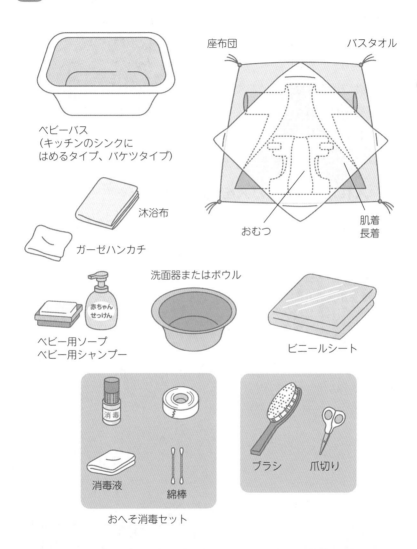

ベビーバス
（キッチンのシンクに
はめるタイプ、バケツタイプ）

沐浴布

ガーゼハンカチ

座布団　　　　　　　バスタオル

おむつ

肌着
長着

ベビー用ソープ
ベビー用シャンプー

洗面器またはボウル

ビニールシート

消毒

消毒液

綿棒

おへそ消毒セット

ブラシ　　爪切り

★沐浴させるときは、これらを手の届く範囲にセットしておきます。

3 準　備

身支度

1) 動きやすく、ぬれてもいい服装
2) 爪を切っておく
3) 時計や指輪ははずしておく
4) 髪を束ねておく
5) 手を洗っておく

4 入れ方：ベビーバスを使う場合

お湯の準備

- ベビーバスの1/2〜1/3までお湯を入れる
- 湯温は38〜40℃
- 洗面器やボールには40〜42℃くらいのお湯を入れておく

①赤ちゃんを沐浴布でくるむ
②赤ちゃんの頭を手のひらに置き、
　親指と人差し指を耳に当てるよう
　に手を広げて頭を支える

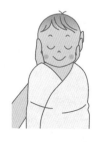
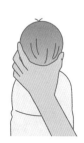

③右手の親指を赤ちゃんの足の付け
　根に置き、残り４本の指をお尻に
　当てて股関節を支える

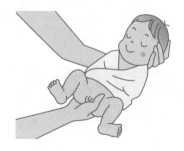

④赤ちゃんが驚かないように、足か
　ら静かにお湯に入れる

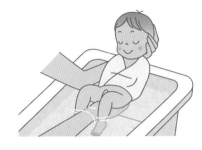

⑤ガーゼを洗面器やボウルのお湯に
　浸し、絞る
⑥まず目の周りを拭く（1回ごとに
　ガーゼをすすいで拭く）
⑦顔を数字の3を描くように拭く
⑧顔に湿疹などがある場合、石けん
　を泡立てて洗い、おでこからお湯
　をかけて洗い流す

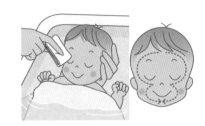

⑨頭をガーゼでぬらす
⑩泡立てたベビーシャンプーまたは
　ベビーソープを頭につけて円を描
　くように洗う
⑪ガーゼでお湯をかけて洗い流し、
　ガーゼを固く絞って頭を拭く
⑫首を洗う際には、手のひらに泡立
　てた石けんをのせて親指と人差し
　指を広げ、指の腹を使って首の皮
　膚の重なりをていねいに洗う

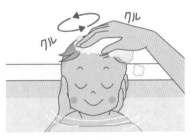

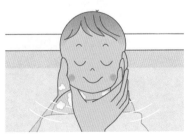

⑬赤ちゃんのわきの下に親指を入れ
　て、腕を残り4本の指で握り、ク
　ルクルと洗う

⑭赤ちゃんの手のひら、指の間も泡
　立てた石けんで洗い、赤ちゃんの
　手をつかんだままお湯で洗い流す

⑮胸からお腹にかけて石けんをつけ
　て洗う

⑯お腹は「の」の字を書くように洗
　う

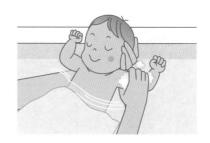

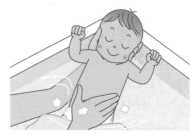

⑰手のひらに石けんをつけて、手を
　握ってお湯の中に入れて足の付け
　根から足の指先に向けてクルクル
　と洗う

⑱右手のひらを赤ちゃんの左わき腹
　にあてて赤ちゃんの肩に親指をか
　け、赤ちゃんの右腕を手首にかけ
　て身体をひっくり返す

＊無理に赤ちゃんをひっくり返さなくても、右
　手を背中に回して洗ってもかまいません。

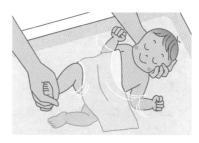

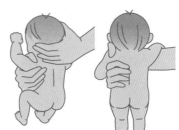

⑲赤ちゃんの後頭部、背中、お尻に石けんをつけて洗い流す

⑳左手の親指と人差し指を赤ちゃんの両耳に当てて頭を支え、右手を添えて赤ちゃんを仰向けに戻す

㉑股は前から後ろに向かって洗い、男の子はおちんちんの裏に便が残りやすいので、洗う

㉒足元から静かにお湯をかける

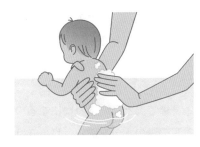

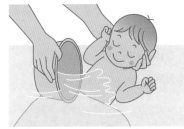

㉓お湯から赤ちゃんをあげて、バスタオルで包み、軽く押さえるように拭く

㉔首、わき、足の付け根、手足の指の間の水分が残らないように拭く

㉕赤ちゃんに保湿剤を塗る

㉖服を着せる

㉗身体が冷えないように袖に腕を通してから、おむつを当てる

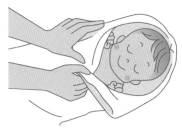

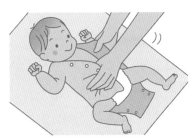

㉘綿棒に消毒をつけて、おへその付け根を消毒する

㉙洋服のボタンを閉じて服を全部着せる

㉚綿棒で鼻と耳をきれいにする

㉛耳の溝の水分を取り、耳の穴は綿棒を耳の奥まで挿入せず、綿棒の綿の部分まで挿入して耳の入り口だけを掃除する

㉜髪の毛をくしで整える

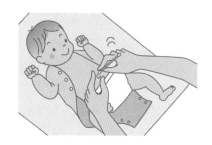

★沐浴の後はのどが渇きますので、赤ちゃんが欲しがれば母乳や人工乳をあげてください。

5 ベビーバスを使用せずに浴室で身体を洗う場合

準備するもの

お湯の準備

● 浴室内を温めておく

● バスマットを浴室内の床に敷く

● シャワーで適温のお湯が出るように準備する

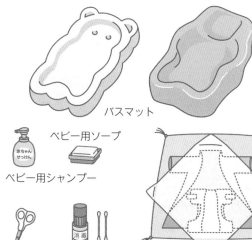

バスマット

ベビー用ソープ

ベビー用シャンプー

爪切り

おへそ消毒セット（消毒・綿棒）

着替え（おむつ、肌着、長着）

洗い方

①赤ちゃんの服を脱がせ、バスマットに赤ちゃんを寝かせる

②赤ちゃんの頭を手のひらに置き、親指と人差し指を耳に当てるように手を広げて頭を支える

③赤ちゃんの身体を少し起こして座らせる体勢にして、頭にシャワーをかけて髪の毛を濡らす

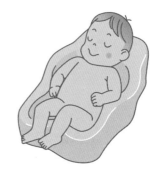

④泡立てたベビーシャンプーまたはベビーソープを頭につけて円を描くように洗う

⑤つむじからシャワーのお湯をかけて髪の毛を洗い流す

⑥石けんを泡立てて赤ちゃんの頬、おでこ、鼻につけ、クルクルとなでるように洗う

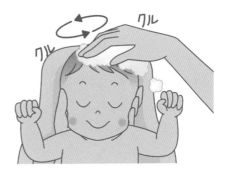

クル クル

⑦赤ちゃんをバスマットに
　寝かせる

⑧手のひらに泡立てた石け
　んをのせて親指と人差し
　指を広げ指の腹を使って
　首の皮膚の重なりをてい
　ねいに洗う

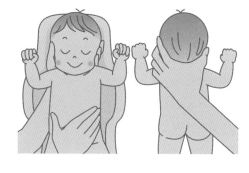

⑨胸からお腹にかけて石け
　んをつけて洗い、お腹は
　「の」の字を書くように洗う

⑩腕、足に石けんをつけ、指の間も洗う

⑪赤ちゃんを横向きに寝かせ、背中とお尻を石けんで洗う

⑫股は前から後ろに向かって洗い、男の子はおちんちんの裏に便が残りや
　すいので、しっかり洗う

⑬赤ちゃんの身体にシャ
　ワーをかけて全身を洗い
　流す

⑭後頭部、背中、お尻に
　シャワーをかけて身体を
　洗い流す

⑮赤ちゃんを抱き上げて、
　バスタオルで包み、軽く
　押さえるように体を拭く

⑯首、わき、足の付け根、
　手足の指の間の水分が残らないように拭く

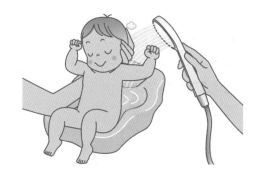

⑰赤ちゃんに保湿剤を塗る

⑱服を着せる

⑲身体が冷えないように袖に腕を通してから、おむつを当てる

⑳綿棒に消毒をつけて、おへその付け根を消毒する

㉑洋服のボタンを閉じて服を全部着せる

㉒綿棒で鼻と耳をきれいにする

㉓耳の溝の水分を取り、耳の穴は綿棒を耳の奥まで挿入せず、綿棒の綿の部分まで挿入して入り口だけを掃除する

㉔髪の毛をくしで整える

★沐浴後にはのどが渇くので、赤ちゃんが欲しがれば母乳や人工乳をあげてください。

6 おへその手入れ

● おへそからの感染を予防するために消毒を行います。

● 消毒することでおへそが早く乾燥し、へその緒は早く取り除かれます。

● へその緒が取れた後、白や黄色、緑のジクジクとした滲出液がなくなるまで消毒を続けてください。

● へその緒が付いている時期は、綿棒に消毒液をつけ、おへその付け根を消毒します。

● へその緒が取れたら、指でおへそを開き、穴の奥まで消毒します。

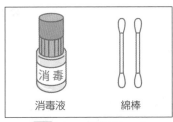

消毒液　　　綿棒

図1 おへそ消毒セット

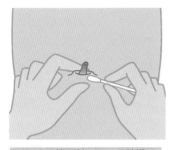 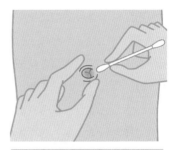

へその緒が付いている時期	へその緒が取れたら
綿棒に消毒液をつけ、おへその付け根を消毒する	指でおへそを開き、穴の奥まで消毒する

図2 おへその消毒

7 沐浴を中止しておきたいとき

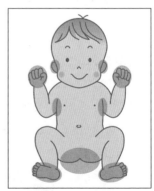

- 37.5℃以上の熱が続く、元気がない、母乳やミルクを飲まない、下痢、吐いている、などのときは、沐浴は中止しましょう。
- 沐浴ができないときは40〜42℃のお湯をボールに準備しガーゼを濡らして絞り、皮膚の重なっている首、わき、足の付け根、股を拭いてあげてください。

図3 汚れやすいところ

8 肌のお手入れ

- 生後2週間は赤ちゃんの皮膚は乾燥しやすく、保湿機能が未熟なので、弱酸性で低刺激の保湿剤を選び塗ってください。
- 夏は水分の多いローションタイプ、冬は油分の多いクリームタイプが適

しています。塗る量の目安は、顔、胸からお腹、両腕、両足、背中それ
ぞれに500円玉大程度を塗ってください。

- 赤ちゃんの皮膚は薄く、長時間おむつを取り替えないでいると、おしっ
このアンモニアや便の刺激によって皮膚がただれやすいので、こまめに
おむつを替えてください。

- 市販のお尻拭きでお尻がかぶれてしまう場合には、普通の脱脂綿を霧吹
きで濡らしてこまめに拭いてきれいにし、乾燥させてください。

- お尻だけを洗いたいときには、お湯を入れた洗面器でお尻だけ洗うか、
紙おむつの上でお湯をかけて洗い、お尻を拭いて乾燥させてください。

- お尻を乾燥させる目的でベビーパウダーを使うと、ただれの原因になる
ことがあるので、避けましょう。

あせも・脂漏性湿疹

- 頬や首などに赤いポツポツとしたあせもができる場合には石けんを使っ
てよく洗い、沐浴を1日2回にしてもよいでしょう。

- 着せすぎで汗をかくと、あせもの原因になるので、大人と同じか1枚少
ないくらいの枚数の衣服を着せましょう。

- 髪の毛の生えぎわや頭皮、眉などに黄色い脂っぽいかさぶたのような脂
漏性湿疹ができることがあります。

- 湿疹ができたら石けんでよく洗い、顔も石けんで洗ってください。

- 脂漏性湿疹が硬い場合には、ベビーオイルなどで柔らかくしてから洗っ
てください。

- 脂漏性湿疹から膿が出てきたり、石けんで洗っても治らないようであれ
ば皮膚科を受診しましょう。

4 お母さん編

産後の生活

からだはゆっくり回復していきます。
それにあわせて少しずつ
普段の生活に戻していきましょう。

1 からだの変化

子 宮

● 産後1日目では子宮底は臍（へそ）の高さにありますが、10日を過ぎるとお腹の上からは触れなくなり、4〜6週間で妊娠前と同じ大きさに戻ります。

● 子宮の収縮に伴い、分娩後2〜3日間は周期的に痛みを感じることがあります。これを後陣痛といいます。痛みの強さは個人差が大きく、あまり感じない人もいます。また、通常は初産時より2度目以降の出産のときの方が強く感じられます。

悪 露

● 分娩後、子宮の中から分泌されるおりもの・出血を悪露といいます。量は産後1〜3日目が多く、次第に減って、4〜6週間でなくなります。

＊退院後1〜2日くらいは運動量が増えるため、悪露の量が増えることや、赤みが強くなることがあります。これは一時的なもので、治まってきますので心配ありません。

2 こころの変化：マタニティーブルーズ

- 分娩後から産後7～10日以内にみられる一過性の現象で、涙もろさ、不安感、焦燥感、緊張感、抑うつ気分、集中力欠如などの精神症状や、易疲労感、食欲不振、頭痛などの身体症状を起こすことがあります。
- 発症頻度は10～30％とまれなことではありません。
- 原因には分娩後に女性ホルモンが急激に減少することが関連しているといわれていますが、妊娠合併症や赤ちゃんに異常があった場合などに起こりやすいことから、心理的な要因の関与もいわれています。分娩後の生理的な変化のひとつで、通常は、治療することなく、数日以内に症状はなくなります。
- 自分でも気づかないことがありますので、周りの方が「いつもと違う」という変化に気づいた際には、早めに医師や助産師に相談してください。
- このような症状が出てきた場合には、周囲の方は温かく見守り、育児に協力し、睡眠をしっかりとれるように支援してあげてください。
- まれに2週間以上にわたって持続すると産後うつ（p.278参照）などに移行することもありますので、医師・助産師に相談してください。

3 日常生活について

- 産後の回復の状態、手伝いのある方・ない方によって生活の戻し方は違います。
- 床上げ前（通常の生活の前）は、入院中と同じような生活を送り、まず身の回りのことから始め、徐々に家事を進めていきましょう。
- 1か月健診が終わり、医師の許可が出るまでは、創部の感染等の危険性があるため、入浴やパートナーとの性交渉は避けてください。

4 からだとこころの調子が悪いとき

●退院後に次のような症状がある場合は、健診を待たずにできるだけ早めに診察を受けましょう。

●まず、電話で相談してください。

✔ Check!

診察を受けたほうがいい からだとこころの変調

- 悪露の量が増え、色が赤くなることが10日以上続く
- 悪露に混じって血液の塊が出ることや、悪臭がする
- 下腹部や創がひどく痛い
- 排尿時に下腹部に痛みがある、尿がにごる、排尿回数が増える、排尿後も尿の残った感じがする
- 乳房が赤く腫れ、痛みがある
- 37.5℃以上の熱が続く
- 何もやる気が起きない、眠れない、涙が止まらない、不安で仕方ないなどの症状が続くとき

表1 産褥期の生活

週　数	退院	産後2週目	3週目
子宮の収縮		お腹の上から触れない	
悪露の変化	赤色 ➡	褐色	
日常生活	常に布団は敷いておく ➡	（産後2週間健診）	床上げ
	●赤ちゃんの世話 ●身の回りのこと	●簡単な家事	●徐々に普通の生活に
入　浴	シャワー		

5 お母さんの産後健診について

- 産後1か月健診はお産後の子宮の状態や、からだとこころの状態を知る大切な診療です。必ず受けるようにしましょう。
- 退院時に1か月健診の予約を取ります。
- お母さんの診察券、母子健康手帳、保険証をご持参ください。
- 1か月健診では、妊婦健診と同様、血圧・体重測定や尿検査のほか、問診、診察を行います。また、お母さんのメンタルの評価も行います。
- 赤ちゃんの1か月健診は、施設によって、お母さんの健診と一緒に受けるところや、別の日に受けるところがあります。
- お産後の心配事などは医師や助産師に気軽に相談してください。

Column 産後2週間健診について

産後2週間前後は育児不安が高まりやすい時期です。この時期に心身のケアや育児サポートおよび乳児の発育チェックなどを助産師などの専門職が行います。一部の医療機関で行われています。

	4週目	5週目	6週目
		ほぼ妊娠前の大きさ	
		黄白色	
	1か月健診		
慣らしていく			
	悪露がなくなったら入浴		

Column 産後うつ

　産後うつとは、出産後に抑うつ状態が2週間以上続く病気で、うつ病の一種です。出産後2〜3週間で発症する人が多いですが、3〜4か月経ってから発症する人もいます。産後の女性の約10〜15%がかかるといわれており、決して珍しい病気ではありません。イライラする、憂うつになる、疲れやすい、涙が出る、不安定な気持ちになる、焦燥感が強くなる、不眠、食欲不振などの症状を感じた場合には要注意です。また、育児への不安が込み上げてきたり、赤ちゃんの世話や身の回りのことなどやる気が出なくなったりすることも、産後うつの特徴的な症状です。この産後うつの原因は、出産後のホルモンバランスの乱れ、授乳や夜泣きなどによる育児のストレス、身体的・精神的な疲れ、寝不足、育児に追われることによる周囲とのコミュニケーションの減少などと考えられています。

　このような状態では家族の手助けが必要です。また、自分ひとりで頑張りすぎず周囲の人にサポートしてもらうことをお勧めします。また、イライラや不安はだれかに話すことで不安が解消され、安定感を得ることができます。さらに、困ったときにはお産をした病院に相談してみることをお勧めします。市区町村の保健センターなどには相談窓口もあり、保健師や助産師が相談にのってくれる体制になっています。

　周りの人から見て「いつもと違うな」と思うときは、病院や保健センターに相談してみてください。

産褥体操

ご自分の体調に合わせて
無理のない範囲で行いましょう。
気分転換にもなりますよ！

1 産褥体操の目的
_{さんじょく}

● 妊娠で伸びたお腹・子宮・腟壁・骨盤の筋肉の回復を促進します。

● 新陳代謝が高まり、血行が良くなります。

　　→肩こりやむくみ、腰痛が軽減

　　→母乳分泌が良くなる

● 静脈瘤や痔の悪化を予防します。
_{じょうみゃくりゅう　じ}

● 育児中の気分転換になります。

2 おすすめの体操

a ｜ リラックス（産後1日目から）

胸式呼吸（6回）

①仰向けに寝て、両ひざを立てる

②両手を胸の上に軽くのせて、深くゆっくり息を吸い込む

③ゆっくりと息を吐き出す

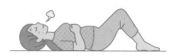

骨盤を傾ける運動（5回×2）

①仰向けに寝て、両足を伸ばす

②背中は床につけたまま、両手を
　腰に当て、腰を右にひねるよう
　にして左側をひき上げる

③その状態で2秒間静止し、反対側も同様にする

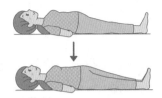

足首を引き締める運動（5回×2）

①仰向けに寝て、両足首を重ね、上の足で下の足を軽くたたく

②そのまま両方のつま先を伸ばす

③足の重ね方を替えて繰り返す

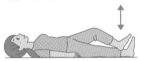

b ｜ からだならし（産後2日目から）

腹式呼吸（6回）

①仰向けに寝て、両ひざを立てる

②両手をお腹の上に乗せて、深くゆっくりお腹に息を吸い込む

③ゆっくりと息を吐き出す

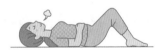

頭を起こす運動（5回×2）

①仰向けに寝て、両足を伸ばす

②片手をお腹に、もう一方の手をわきに置く

③息を止めずにお腹の上を見るように頭だけ
　起こす

④ひと呼吸したら頭を下ろし、左右の手を替えて繰り返す

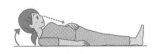

足首を引き締める運動②（10回）

①仰向けに寝て、両足を伸ばす

②両足のつま先を伸ばす、反らす
　を繰り返す

③同じ動きを、左右の足を互い違いにして行う

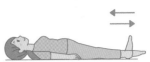

c からだを動かそう（産後3〜4日目から）

お腹を引き締める運動（5回）

①仰向けに寝て、両ひざを立てる

②お尻はつけたままで、両手を
　背中の下に入れる

③呼吸を止めずに、ゆっくりお腹に力を入れる

④元に戻す

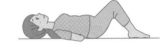

d 退院後も行う（産後5〜6日目から）

骨盤をねじる運動（4回×2）

①仰向けに寝て、両ひざを立てる

②両手でからだを支えながら、顔は上に
　向けたまま、ひざをそろえてゆっくり
　右へ倒す

③ひざを元に戻し、左へ倒す

④これを交互に繰り返す

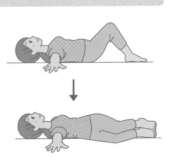

足を上げる運動（5回×2）

①仰向けに寝て、両ひざを立てる

②両手はからだのわきに置き、片方の足を
　伸ばして床と直角になるまで持ち上げる

③さらにひざを曲げて太ももをお腹に近づ
　けてから、まっすぐに上に伸ばす

④そのままひと呼吸したら足を下ろし、
　反対側も同様に行う

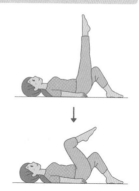

3 骨盤底筋群体操

● 産後は骨盤の周りの筋肉がゆるみ、尿もれや痔が起こりやすくなります。

● これらの予防には骨盤底筋群体操が効果的です。産褥体操と一緒に行ってみましょう。

● A〜Dのどの運動を行ってもかまいません。まずはやってみましょう。

体操A

①仰向けに寝て両ひざを立て、手をお腹の上にのせる

②肛門・腟・尿道を引き締めるようにお腹に力を入れ、5秒数えてから
　ゆっくり力を抜く

③次に早いテンポでお腹に力を入れたり、
　抜いたりする

体操B

①椅子などに手を添えてからだを安定させ、かかとを
　つけて、つま先を開いて立つ

②お腹をひっこめ肛門・腟・尿道を引き締めるように
　お腹に力を入れ、5秒数えてからゆっくり力を抜く

● できる人は、つま先立ちで同じ体操を行う

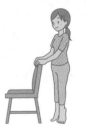

体操C

①足を肩幅に開いて立ち、テーブルに両手をつき、
　顔を上げる

②お腹をひっこめ、肛門・腟・尿道を引き締める
　ようにお腹に力を入れ、3〜5秒数えてゆっく
　り力を抜く

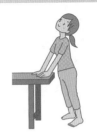

体操D

①仰向けに寝て両ひざを立て、お腹に
　力を入れ、腰をできるだけ高く持ち
　あげる

②肩、背中、お尻の順に下ろし、力を抜く

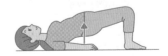

授乳期の栄養と食事

授乳期は、お母さん自身のためにも
赤ちゃんにたっぷり母乳をあげるためにも
良質の栄養が必要になります。

1 授乳期の栄養

- 授乳期は、お母さんが妊娠・分娩の疲労から回復し、さらに育児のためのエネルギーを蓄える大切な時期です。
- また、赤ちゃんにたっぷり母乳を飲ませてあげるためにも、多くのエネルギーが必要になります（p.79「表3 推定エネルギー必要量」参照）。
- このため、今までより多くのエネルギー（カロリー）をバランスよく食事からとる必要があります。

表2 授乳期の推定エネルギー必要量：350kcal付加

区分	18〜29歳	30〜49歳
日常の身体活動レベル		
レベルⅠ（低い）	1,700+350 kcal	1,750+350 kcal
レベルⅡ（ふつう）	2,000+350 kcal	2,050+350 kcal

（「日本人の食事摂取基準 2020年版」より）

2 食事のポイント

バランスのとれた食事を

- 授乳期は育児に追われ食事が不規則になりがちですが、できるだけ三食を決まった時間にとるように心がけましょう。
- 栄養バランスに注意しましょう。

● とくに主食や甘い物のとり過ぎに注意しましょう。

6か月をめやすに元の体重に

● 体重は6か月ぐらいで妊娠前に戻すのが理想的です。

● 逆に増えすぎないようにしましょう。

● 母乳を継続していくとカロリー消費が大きいので、ご自身の今後の健康のためにも栄養をしっかり確保しましょう。

 Check!

献立を立てるときのポイント

・朝、昼、夕の栄養ができるだけ均等になるように

・1日に30種類以上の食品をとる

3 母乳の分泌を良くする食事

● 豚肉・鶏肉・魚・牛肉・牛乳・卵・大豆製品をバランス良く組み合わせて、良質のたんぱく質をとりましょう。

● ビタミンやミネラルを多く含む食品の野菜・果物・海藻・貝類などをたっぷりとりましょう。ビタミンは、鉄分の吸収を良くすることや免疫力、ストレスへの抵抗力も高めることができます。

● 塩分はひかえめにしましょう。

● 母乳の88%は水分です。水分は多めにとりましょう。1日およそ2ℓが目安です。

● 具だくさんのみそ汁・シチュー・ロールキャベツなどは、水分とともに多くの食品を同時にとることができます。ちょっと工夫をしてみましょう。

4 貧血に注意！

- 産後は貧血になりやすい時期です。鉄分の多い食品を意識的にとりましょう。
- 食品から摂取した鉄分は、約10％しか吸収されません。鉄分の多い食品を摂取することをこころがけるとともに、吸収を助けるビタミンと良質のたんぱく質を一緒に摂取することが大切です。
- 調理法を工夫して、貧血を予防・改善していきましょう。
  「5　食事と体重管理：4　貧血を予防しましょう」（p.82〜参照）

表3 貧血を予防・改善する食品

鉄分の多い食品	レバー（とくに豚） うなぎ 卵黄 貝類（あさり・しじみ）
	海藻類（とくにひじき） ほうれん草 プルーン レーズン
良質のたんぱく質を含む食品	牛乳・チーズ 卵 豚肉・牛肉
ビタミンCを多く含む食品	いちご みかん 野菜

家族計画

パートナー・家族・生まれてくる子どもの
幸せを考えて、家族計画を立てましょう。
出産直後は、身体の回復と児への十分な愛情提供を
するため、妊娠はできるだけ避けましょう。

1 産後の避妊の必要性

- 産後の月経は早い人で1～2か月後に始まりますが、個人差があります。

- 産後、月経の始まる12～16日前に排卵があります。産後初めての性交渉から避妊をしないと、一度も月経を見ずに次の子を妊娠してしまう可能性があります。

- これは、母体の回復や子育ての面から見て、あまり望ましいことではありません。

★帝王切開で分娩された場合には、腹部の開腹手術をしたときから
1年程度の間隔をあけて妊娠することが勧められています。

2 家族計画を立てるときに考えること

- 家族全員にとって、また生まれてくる子にとって幸せな出産となるように、パートナーと話し合って計画を立てましょう。

- パートナーとの希望だけでなく、次のような条件も考慮してください。

　①母体の健康状態

　②母体の年齢（精神的、肉体的に出産・育児に適した年齢か）

　③出産の間隔

④子どもの数

⑤住環境・仕事の見通し

⑥経済状態

⑦育児のサポート状況

3 避妊の方法

● どの避妊法も100%避妊できるわけではないので、2種類の避妊法を併用するとよいでしょう。

● コンドームは必ず使いましょう。避妊ができるだけでなく性感染症予防にも最適です。

表4 避妊の方法

名　称	避妊方法	使用方法	利　点
コンドーム	精子の腟内への進入を防ぐ	男性用： 　陰茎にかぶせる 女性用： 　腟内に挿入する	● 入手が簡単 ● 性感染症の予防にも役立つ ● 比較的安価 ● 使用法が簡単
IUD （子宮内避妊器具）	受精卵の着床を阻止する	小さなプラスチック製の器具を子宮内に挿入しておく	● 避妊効果が高い ● 2年間ぐらい挿入しておける
基礎体温法*	排卵日を避ける	基礎体温の変化によって排卵日を知り、妊娠を避ける	● 費用がかからない ● 器具を必要としない ● 自分のからだの状態がわかる
オギノ式*	排卵日を避ける	月経周期から次の排卵日を予測し、その期間避妊する	● 費用がかからない ● 器具を必要としない
ピル （経口避妊薬）	排卵を抑制する	ホルモン剤を内服する	● 避妊効果が高い

*出産後はとくに不安定であるため用いるのは難しい。

例）コンドーム＋基礎体温法、コンドーム＋IUD、
コンドーム＋オギノ式、不妊手術

不妊手術

- 今後、子どもを望まないという人には不妊手術という方法もあります。
  女性：卵管結紮術（けっさつ）
  男性：精管結紮術
- 詳しく知りたい方は、医師・助産師に相談してください。

欠　点	産後、いつから可能になるか
● 男性の協力が必要	● 医師の許可があれば、すぐ使用可能 （1か月健診後から使用可能）
● 費用がかかる（自費） ● 定期健診が必要 ● 副作用がある場合がある（出血・疼痛・おりもの） ● 子宮筋腫などがあると使えない	● 2〜3か月後、月経が始まり4〜5日たって出血が少なくなった頃
● 基礎体温が二相性を示さない人には使用できない ● 毎日測定しなければならない	● 基礎体温が二相性になり排卵が確認されてから
● 月経周期が不規則な人には使用できない	● 月経周期が一定して6か月〜1年たってから
● 毎日服用しなければならない ● 医師の処方が必要 ● 副作用がある場合がある	● 基礎体温が二相性になり、排卵が確認されてから ● 授乳中の人は断乳してから

5 母乳についてのQ＆A

Q1 乳房が張らなくなったのは母乳の出が悪くなったからですか？

A → しばらくすると乳房の張りが落ち着いてきますが、母乳が減ったためではありません。授乳間隔が短くならなければ、今までどおり授乳を行ってください。

Q2 赤ちゃんがよく泣きますが、母乳が足りないからですか？

A → 授乳後すぐに泣きだす場合は、母乳の産生が少ないことが考えられますが、よく泣くからといって母乳が足りないとは限りません。すぐに人工乳を足さずに、どうして泣いているのかを考えることも大切です。詳しくは「赤ちゃんはなぜ泣くの？」（p.256～）を読んでください。

Q3 母乳だけでは足りないと思い、人工乳をあげていたら、母乳の出が減ってきたのですが、どうしてですか？

A → 乳頭への刺激が減ると母乳の産生が減ってしまいます。人工乳を足す前に母乳を飲ませることが大切です。

Q4 一人目のときに母乳があまり出なかった場合、次の子のときも出ないのですか？

A → そうとは限りません。経産婦さんは前回のお産のときよりも母乳がよく出るといわれています。

Q5 退院の時点で母乳があまり出ていなかったのですが、やっぱり母乳だけで育てるのは無理ですか？

A ➡ 母乳量が安定するのは産後2週目ぐらいだといわれています。そのため、入院中は母乳がほとんど出なくても、その後、母乳だけで足りる場合もあります。ご心配でしたら、スタッフに相談してみてください。退院後の母乳育児をサポートする窓口や教室を設けている施設もあります。昭和大学病院では、「赤ちゃんクラス」を開設して個別相談・個別指導を行っていますので、利用してみてください。

Q6 赤ちゃんが嫌がってなかなか乳首を吸ってくれないのですが、どうしたらいいですか？

A ➡ 赤ちゃんにも練習が必要です。毎回吸わせるように続けていれば慣れてきますし、お母さん自身も授乳に慣れてくれば、上手にくわえさせられるようになってきます。

Q7 私がかぜで熱のあるときに母乳をあげても大丈夫ですか？

A ➡ 熱が出ていてもお母さんが授乳できるようなら、あげてかまいません。母乳中の免疫のおかげで、赤ちゃんにかぜがうつったとしても軽症ですむといわれています。感染対策として不織布性のマスクを着用しましょう。

Q8 薬を飲むときは、母乳をあげないほうがいいですか？

A ➡ 服用した薬は多かれ少なかれ母乳中に分泌されます。薬を飲む場合は医師・薬剤師に授乳中であることを伝えて、相談してください。「母乳をあげないように」と言われた場合には、産科スタッフに相談してください。

★国立成育医療研究センター妊娠と薬情報センターのホームページに「授乳中に安全に使用できると考えられる薬」「授乳中の使用には適さないと考えられる薬」があげられています。

Q9 授乳の後、よく吐くのですが、大丈夫ですか？

A ➡ 赤ちゃんの胃は大人と違いタテ型をしているため吐きやすいのです。また飲みすぎも吐く原因になります。毎回勢いよく吐く場合には相談してください。少しぐらい吐いても、元気でしっかり飲んでいれば心配はいりません。げっぷをしっかりさせましょう。げっぷが出ないときには、吐いてものどに詰まらないように横向きに寝かせてあげるといいでしょう。

Memo

6 赤ちゃんについてのQ&A

Q1 1か月で体重はどれぐらい増えていればいいのですか？

A ➡ 生理的体重減少（p.250）の後、出生体重に戻ってからは、1日に20〜30g増えていき、1か月で約1kg増え、全体的に丸みが出てきます。しかし、体重増加は個人差が大きいので、あまり数字にこだわらないでください。

Q2 授乳中に鼻が苦しそうに鳴りますが大丈夫ですか？

A ➡ 赤ちゃんの鼻の穴はとても狭く、分泌物も多いため、音がすることがありますが、顔色が良ければ心配いりません。

Q3 赤ちゃんの夜泣きが多くて大変です

A ➡ お母さんもまとまった睡眠がとれなくて大変ですよね。赤ちゃんは数か月の間は昼と夜の区別がつかないのです。睡眠のリズムをつくっているのは授乳です。これが新生児の生活リズムの特徴なのです。しかし、数か月もすると、徐々に飲む量も増え、1回に寝る時間も長くなります。また、昼夜の区別もついてきて、夜寝る時間も増えていきます。もうしばらくの辛抱です。

Q4 くしゃみをするのは、かぜをひいたからでしょうか？

A ➡ 赤ちゃんは呼吸を始めたばかりで慣れていないのと、鼻の粘膜も敏感なため、くしゃみをよくします。元気があって、よく飲んでいれば大丈夫です。また、授乳後のしゃっくりも心配いりません。

Q5 おへそはどうしたらいいですか？

A ➡ へその緒が取れた後もジクジクしている場合は、消毒を続けます。方法はp.251、p.271を読んでください。10日以上もジクジクしていたり、赤い肉が盛りあがっている場合は、産科スタッフに相談するか受診してください。

Q6 赤ちゃんと一緒に外出していいですか？

A ➡ 1か月ぐらいまでは免疫力が弱いため、できるだけ外出は避けたほうがいいでしょう。また、その後の外出時も人ごみを避けることが大切です。

Q7 赤ちゃんが泣いていても、抱き癖がつくからあまり抱かないほうがいいですか？

A ➡ お子さんを抱いてあげられる時期は今ぐらいしかありません。抱き癖など気にしないで、たくさん抱いてあげてください。

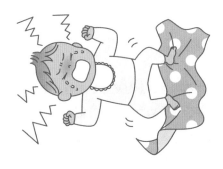

7 諸手続き

1 赤ちゃんが生まれたあとの手続き

❶ 出生届

　出生後14日以内に、出生地・現住所・本籍地のいずれかの市区町村役場に届けましょう。

　届け出用紙と印鑑、母子健康手帳が必要です。

❷ 出生通知票

　退院後、最寄りの保健所に提出しましょう。

❸ 母子健康手帳

　お子さんの大切な記録です。大切に保管し、活用しましょう。健診や診察を受けるときは必ず持参しましょう。

❹ 付加給付証明書（分娩費、育児手当請求書）（昭和大学病院の場合）

a. 入院中に持参される方

● 退院当日以降に、証明書の被保険者の記入すべき欄に記入し、退院日の前々日（土・日曜日に退院の方は金曜日）の朝に所定の窓口までお持ちください。

● 文書料がかかります。入院費に加算して退院時にご請求します。

b. 退院後に持参される方

● 証明書の被保険者の記入すべき欄に記入し、文書料、退院時領収書、お母さんの診察券、母子健康手帳を持参のうえ、所定の窓口へお越しください。

● 手続きの方法や窓口、文書料などは、出産される施設に確認しておきましょう。

❺ 退院会計（昭和大学病院の場合）

● 請求書は退院当日のお昼前後にお渡しします。

● 退院日が土曜・日曜・祝休日の場合は、その直前の平日夕方にお渡しします。

*後日精算の場合は、会計担当者から直接電話をしますので、それ以降にご来院ください。

2 赤ちゃんの1か月健診

- 小児科1か月健診（育児健診）は、ほとんどの施設で予約制です。必ず予約の日時を確認して、忘れないようにしてください。
- 予約を変更、キャンセルする場合は電話で連絡してください。

当日の流れ（昭和大学病院の場合）

①予約時間の15分くらい前には来院し、受付をしてください。

②小児科処置室で計測を行います。母子健康手帳をお持ちください。

③医師が診察します。

④健診終了後、会計で支払いをすませてください。

⑤初診受付で赤ちゃんのお名前と保険の登録を行ってください。

持ち物

☐予約票　☐赤ちゃんの診察券　☐赤ちゃんの健康保険証

☐母子健康手帳　☐おむつ　☐お尻ふき　☐授乳に必要なもの

☐健診料

お母さんへお願い

- 赤ちゃんのお腹を触ったりしますので、来院されてから診察が終わるまでは授乳しないようにしましょう。もし授乳された場合は、健診の順番が後になることがあります。
- 当日、受付時間を過ぎてから来院された場合は、健診ができないことがありますので注意してください。

★赤ちゃんや一緒に来院される方に、下痢・嘔吐・発熱・せき・発疹などの症状があるときには、事前に電話で相談してください。

索　引

→…は「…を見よ」、⇒…は「…をも見よ」を表す

●あ・い

愛着障害　258
赤ちゃんへの気持ち質問票　53
あせも　273
後産　205
あやし方　257
アルコール　27，57
育児休業　68，109
育児支援　34，53
育児手当請求書　295
痛み止め　64
遺伝カウンセリング　173
遺伝学的検査　158
遺伝学的評価　148
遺伝的影響　165
飲酒　27，57
インフルエンザ　59

●う・え・お

運動　64，89
エイズ　20，42
栄養　77，284
会陰裂傷　221
液体ミルク　244
エコノミークラス症候群　55，200
エジンバラ産後うつ病質問票　53
エドワード症候群　172
塩分　86，87
黄疸　248，251
嘔吐　70
オキシトシン　236
お酒　57
お産の進み方　102，104
おへその手入れ（赤ちゃん）　271
おりもの　72
悪露　274

●か・き

外出　55，294
過期妊娠　225
拡大マススクリーニング検査　231
確定的検査（出生前診断）　148，157
家族計画　287
カフェイン　192
下腹部痛　184，203
カルシウム　85
鉗子分娩　213，215
間接クームス試験　118
感染　207
感染症　19
感染防止　228
感染予防対策5か条　63
陥没乳頭　97
キーゲル体操　91
寄生虫　138
喫煙　26，56，57，67
奇乳　252
吸引分娩　213，215
急産による施設外分娩　212
偽陽性　132
巨大児　118，196
禁煙　26，56，67

●く・け

クアトロ検査　48，153，156
薬　27，31，58，291
クラミジア　21，45，133，135
頸がん（子宮頸がん）　23，45
頸管長短縮　190
形態異常　164
形態学的評価　148
経腟超音波検査　24
経母乳感染　137
血圧　14　⇒妊娠高血圧症候群

血液型検査　40
血液凝固系因子　18
血液検査　16，40，44，47
月経異常　16
血栓予防体操　91
血糖自己測定　197
血糖値　14，41，116　⇒妊娠糖尿病
げっぷ　245，246
下痢　253
検査（妊娠中）　39，42

●こ

抗 HBs ヒト免疫グロブリン　127
高血圧　14，86
甲状腺機能　17
甲状腺ホルモン　17
後陣痛　274
抗てんかん薬　32
後天性免疫不全症候群　20，42
高年（齢）妊娠　24，174　⇒年齢
硬膜外麻酔　36
抗リン脂質抗体症候群　18
コーヒー　192
子育て　227，250
骨盤位分娩　209，210
骨盤底筋群体操　282
粉ミルク　244　⇒人工乳
こむらがえり　74
コロナウイルス　59，60，61
コンバインド検査　49，155，156

●さ

サードハンド・スモーク　67
臍帯頸部巻絡　199
臍帯脱出　208，209，210
臍帯卵膜付着　188，189
サイトメガロウイルス　22，47，140
さかご　→骨盤位分娩　209，210
搾乳　239
サプリメント　58，59，168
産科医療補償制度　108

産後　――うつ　278
　　　――健診　277
　　　――サポート　68
　　　――パパ育休　69
産褥期の生活　276
産褥体操　279
産前休業・産後休業　107

●し

痔　72
シートベルト　55
歯科検診　65
弛緩出血　223
子癇発作　194
色素沈着　73
子宮　274
子宮筋腫　175
子宮頸がん　23
子宮頸管長　47，190
子宮頸管裂傷　221
子宮収縮薬　211，212
子宮収縮抑制薬　204
子宮腟部細胞診　45
子宮破裂　220，221
仕事　54
自己免疫疾患　18
歯周病　62
煮沸消毒　243
絨毛穿刺　159
絨毛染色体検査　49，50，159
絨毛膜下血腫　184
絨毛膜羊膜炎　208
出血　182，203，224
出産育児一時金　106
出産手当金　106
出生時育児休業　68
出生前検査　48，50，52，144，148
出生通知票　295
出生届　295
授乳　238
授乳期の栄養　284

常位胎盤早期剝離　76、205
小頭症　164
情動調律　258
静脈瘤　75
食物繊維　83
脂漏性湿疹　273
新型コロナウイルス　59、60、61
新型出生前診断　49
神経管閉鎖不全症（障害）　26、48、87、
　167、168
人工乳　243、245
人工乳便　252
新生児
　——聴覚スクリーニング検査　232
　——肺炎　134
　——マススクリーニング検査　231
　——落屑　251
陣痛　100
陣痛促進薬　211
深部静脈血栓症　200、219

●す・せ・そ
推定エネルギー必要量　77、78、284
頭痛薬　33
吸わせ方（母乳育児）　238
性交渉　68
性感染症　133、288
生殖補助医療　13
成人Ｔ細胞性白血病　44、136、137
生理的黄疸　251
生理的体重減少　250
切迫早産　203
切迫流産　183
前期破水　207
染色体　145、146、170
染色体検査　49
染色体疾患　174
全身性エリテマトーデス　18
前置胎盤　184
先天性ＣＭＶ感染症　23、141
　——疾患　144、167

先天性　——心疾患　167
　　　　——トキソプラズマ症　22、138
　　　　——難聴　233
　　　　——風疹症候群　19、121
早産　203
双胎間輸血症候群　178
双胎妊娠　176、178
早剝　205　⇒常位胎盤早期剝離
そばかす　73

●た・ち
ダイエット　81
胎脂　105、247
胎児機能不全　206、214
胎児心拍数異常（検査）　47、214
胎児性アルコール・スペクトラム障害　27、
　57
胎児治療　180
胎児ドック　46
胎児の成長　112
胎児発育不全　191
胎児プログラミング仮説　15
胎児マイクロアレイ検査　161
体重（赤ちゃん）　250
体重　39、77、78
胎動　76
耐糖能障害　196
胎盤　188
ダウン症候群　48、146、169、170
たばこ　56、57
タンデムマススクリーニング検査　231
腟分泌物培養検査　45、134
腟壁血腫　222
超音波検査　46、150、151、152
聴覚スクリーニング検査　232
調乳　243、244

●つ・て・と
つわり　66、70、201
手足のしびれ　74
帝王切開分娩　216

帝王切開分娩後経腟分娩　220
低置胎盤　185
鉄分　84，286
てんかん　32
転座型ダウン症候群　170，171
伝染性紅斑　48
頭血腫　252
糖尿病　13，117，196
トキソプラズマ　22，44，138
ドライテクニック　105，247
トレポネーマ　20，132

●な・に・ね・の
内診検査　45
泣く・泣きやまない　256
軟産道強靭　176
難聴　232
日常生活　54
二分脊椎　25
入院中のスケジュール　230
入院の準備　98
乳腺炎　241，242
乳頭・乳房の　──構造　236
　　　　　　　──トラブル　241
　　　　　　　──変化　94
乳頭・乳輪部マッサージ　95，237
尿検査　16
尿もれ　75
妊娠41週以降の分娩　225
妊娠合併症　175
妊娠高血圧症候群　86，194
妊娠しやすさ　12
妊娠する年齢　24
妊娠性掻痒・妊娠性痒疹　73
妊娠線　73
妊娠中の明らかな糖尿病　117
妊娠中の運動　64，89
妊娠中の検査スケジュール　42
妊娠糖尿病　116，195
妊娠年齢　12
妊婦健康診査受診票　30

妊婦健診　38
妊婦体操　90
脳性麻痺　108
ノンストレステスト　47

●は・ひ
肺血栓塞栓症　200，219
梅毒　20，41，132
背部痛　72
排卵障害　16
破水　76，100，207
バスマット　268
働く妊婦のための制度　106
発がん性　165
パルボウイルスB19抗体検査　48，142
非確定的スクリーニング検査　153
微弱陣痛　211，214
ビタミンD　58，86
避妊　287，288
被ばく線量　162，163
皮膚のかゆみ　73
肥満　16
標準予防策（感染対策）　229
ピル　288
貧血　40，82，286
頻尿　75

●ふ
風疹　19，44，59，120，123
夫婦生活　68　⇒避妊
不規則抗体　41，118，119
双子（ふたご）　178
プレコンセプションケア　11，34
プロラクチン　235
分娩後のスケジュール　104
分娩後の大量出血　223
分娩時の大量出血　224
分娩遷延　211，214
分娩費　295
分娩誘発　225，226
分娩予定日　33，225

●へ・ほ
へその緒　251，271
HELLP（ヘルプ）症候群　194
ヘモグロビンA1c　13
便秘　71，82，83，253
扁平乳頭　97
放射線の影響　162，166
母子感染予防　125，137
母子健康手帳　30，295
ポジショニング　237
保湿剤　272
母性健康管理指導事項連絡カード　54，106
母体血胎児染色体検査　49，156
哺乳　253
母乳（育児）　93，234，235，241，254，285，290
哺乳刺激　235

●ま・む・め・も
マイクロアレイ　161
膜性診断　177
マススクリーニング　231
マタニティーブルーズ　275
魔乳　252
むくみ（妊娠中）　74
虫歯　62，65
無痛分娩　36
メタボリックシンドローム　15
メンタルヘルススクリーニング検査　53
沐浴　105，247，248，261，263

●や・ゆ・よ
薬剤の使用　27，31
やせ（痩せ）　16，79
誘発　226
輸血　120，218
癒着胎盤　186
葉酸　25，59，87，168
羊水過少・羊水過多　202，208
羊水穿刺　160

羊水染色体検査　49，50，160
羊水塞栓症　162
腰痛　72
予定日　33，225
夜泣き　293
予防接種　59　⇒ワクチン

●ら・り・ろ・わ
ラッチオン　238
卵子の数の変化　12
流産　13，164，174，183
両親学級　109，111
淋菌感染症　21
リンゴ病　48，142
ロバートソン転座　171
ワクチン　59，63，123

【数字・欧文】
1か月健診　277，296
13トリソミー　172
18トリソミー　48，172
21トリソミー　146，169
50g糖負荷試験　41
75g OGTT　117
ABO血液型　40
BMI（body mass index）　16，77
B型肝炎　20，41，124
B群溶連菌　45，134
COVID-19　61
C型肝炎　21，41，129
DOHaD仮説　15，80
GBS　135
HbA1c　13，118
HBV　20，126，128
HCV　21，41，129，131
HIV　20，42
NIPT　49，156
NT（nuchal translucency）　154
OSCAR検査　155
Rh式血液型　40，181
TOLAC　220

● 執筆者一覧

昭和大学医学部産婦人科学講座

関沢明彦　　下平和久　　松岡　隆

小出馨子　　德中真由美　山下有加

川嶋章弘　　新垣達也　　瀧田寛子

昭和大学江東豊洲病院産婦人科　大槻克文　濱田尚子

昭和大学横浜市北部病院産婦人科　市塚清健　大場智洋

昭和大学藤が丘病院産婦人科　森岡　幹

昭和大学医学部小児科学講座

水野克己 …… 「Column　妊娠中のビタミンDについて」(p. 58)

昭和大学医学部麻酔科学講座

加藤里絵 …… 「Column　無痛分娩」(p. 36)

聖マリアンナ医科大学産婦人科　長谷川潤一

昭和大学病院臨床遺伝医療センター（認定遺伝カウンセラー）

和泉美希子　廣瀬達子

昭和大学助産学専攻科　上田邦枝　松井真弓　古川奈緒子

昭和大学病院／昭和大学助産学専攻科　佐藤陽子　佐々木　佑　山田真実子

昭和大学藤が丘病院／昭和大学助産学専攻科　髙木睦子

昭和大学江東豊洲病院／昭和大学助産学専攻科　峯尾アヤ　三上里枝子

昭和大学横浜市北部病院／昭和大学助産学専攻科　太田千春　川嶋昌美

昭和大学江東豊洲病院（助産師）　宮田幸子

●監修者紹介

<ruby>関沢<rt>せきざわ</rt></ruby> <ruby>明彦<rt>あきひこ</rt></ruby>　昭和大学医学部産婦人科学講座教授

●略 歴

1988年	昭和大学医学部 卒業
1988年	昭和大学病院産婦人科 研修医
1991年	昭和大学医学部 産婦人科学講座 助手
1994年	国立精神・神経センター 国府台病院　産婦人科
1996年	昭和大学医学部 産婦人科学講座 助手
1997年	米国タフツ大学ニューイングランド・メディカルセンター 周産期遺伝学部門 研究員
1998年	昭和大学医学部 産婦人科学講座 助手
2001年	昭和大学医学部 産婦人科学講座 講師
2007年	昭和大学医学部 産婦人科学講座 准教授
2013年	昭和大学医学部 産婦人科学講座 教授
2017年	昭和大学病院 臨床遺伝医療センター長

●社会活動

日本産婦人科医会 常務理事、日本産科婦人科学会 常務理事、日本周産期・新生児医学会理事、日本産科婦人科遺伝診療学会 常務理事、NIPTコンソーシアム 世話人、日本妊娠高血圧学会 常務理事、産科医療補償制度原因分析委員会 委員、妊産婦死亡症例検討委員会 委員

改訂5版

安心すこやか妊娠・出産ガイド
－妊娠・出産のすべてがこの1冊でわかる

2013年6月10日発行	第1版第1刷
2014年8月1日発行	第2版第1刷
2017年6月15日発行	第3版第1刷
2019年6月30日発行	第3版第4刷
2020年6月15日発行	第4版第1刷
2022年1月20日発行	第4版第3刷
2023年7月5日発行	第5版第1刷 Ⓒ
2024年5月30日発行	第5版第2刷

監　修　関沢 明彦

編　集　大槻 克文／市塚 清健／
　　　　松岡 隆

発行者　長谷川 翔

発行所　株式会社メディカ出版
　　　　〒532-8588
　　　　大阪市淀川区宮原3-4-30
　　　　ニッセイ新大阪ビル16F
　　　　https://www.medica.co.jp/

編集担当　里山圭子／鳥嶋裕子／松岡弥奈美
装　幀　森本良成
イラスト　P.U.M.P 坂本光三
　　　　　スタジオ・エイト
印刷・製本　株式会社シナノ パブリッシング プレス

ISBN978-4-8404-8193-9　　Printed and bound in Japan

当社出版物に関する各種お問い合わせ先（受付時間：平日9：00～17：00）
●編集内容については、編集局 06-6398-5048
●ご注文・不良品（乱丁・落丁）については、お客様センター 0120-276-115